小食小方胜小药

韩学杰的二十四节气养生手记

韩学杰 北京广播电视台《养生堂》栏目组 著

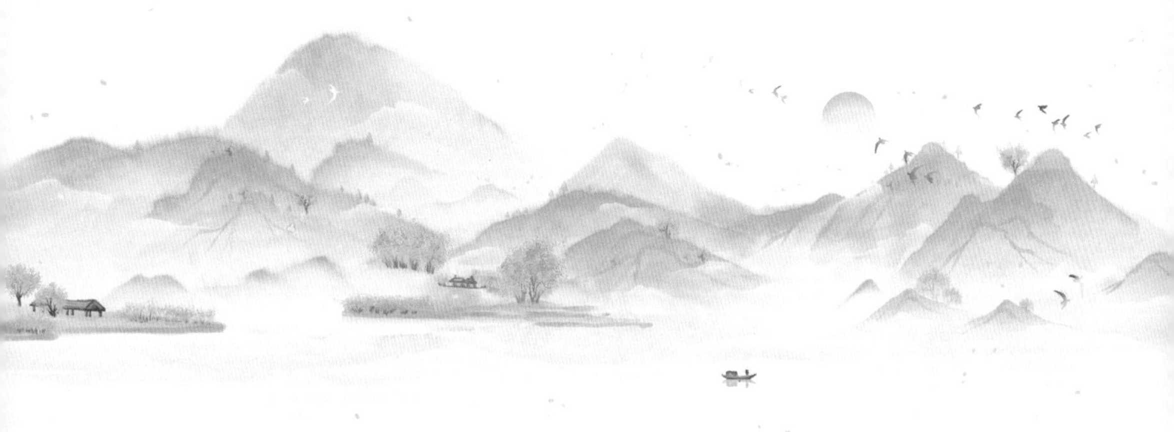

江苏凤凰科学技术出版社 · 南京

图书在版编目（CIP）数据

小食小方胜小药 / 韩学杰，北京广播电视台《养生堂》栏且组著. -- 南京 : 江苏凤凰科学技术出版社，2024. 7. -- ISBN 978-7-5713-4437-5

Ⅰ. R212

中国国家版本馆CIP数据核字第2024T8R445号

小食小方胜小药

著　　者	韩学杰　北京广播电视台《养生堂》栏目组
责任编辑	汤景清　祝　萍　向晴云
责任校对	仲　敏
责任监制	方　晨
版式设计	双福文化
出版发行	江苏凤凰科学技术出版社
出版社地址	南京市湖南路 1 号 A 楼，邮编：210009
出版社网址	http://www.pspress.cn
印　　刷	佛山市华禹彩印有限公司
开　　本	718mm × 1000mm　1/16
印　　张	13
字　　数	224 000
版　　次	2024 年 7 月第 1 版
印　　次	2024 年 7 月第 1 次印刷
标准书号	ISBN 978-7-5713-4437-5
定　　价	68.00 元

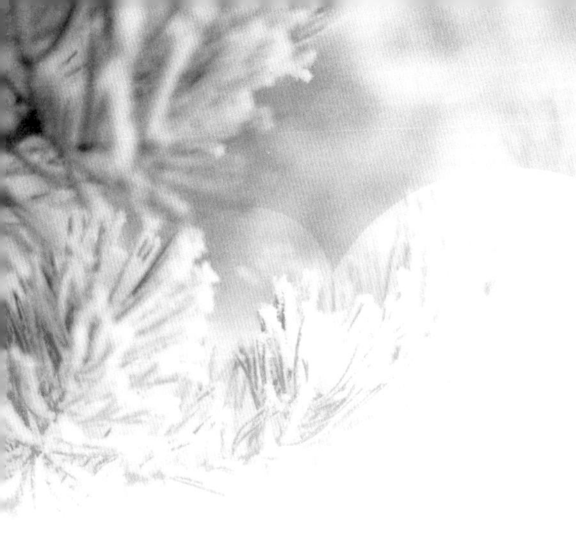

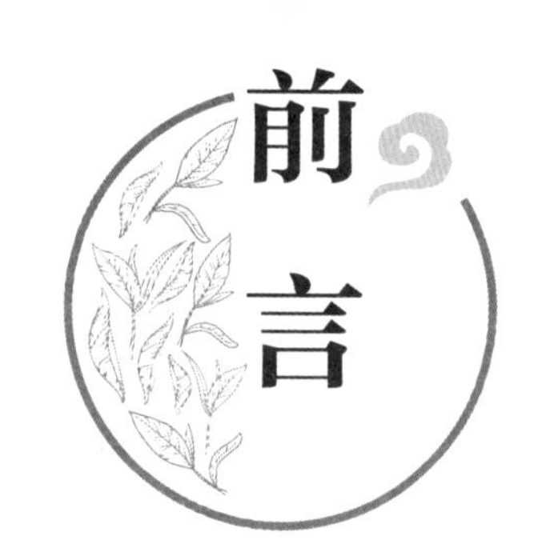

前言

在我国上古农耕文明中，二十四节气孕育而生，它不仅是指导农耕生产的时间体系，更是包含了丰富民俗事象的民俗系统，也为人们日常养护身心健康提供了指南，是中华民族悠久历史文化的重要组成部分。在国际气象界，二十四节气被誉为“中国的第五大发明”。2016 年 11 月 30 日，二十四节气被正式列入联合国教科文组织人类非物质文化遗产代表作名录。

中医十分重视人与自然环境的关系，从《黄帝内经》时代的“人与自然相应”开始，就季节、昼夜、地理环境对人体的影响作了很多论述，其中最具特色的是与中国传统二十四节气相呼应的中医节气思想，它影响指导着人们顺应自然及养生保健中的临床诊治。中医经典《黄帝内经》中也经常提到节令养生：“春三月，此谓发陈。天地俱生，万物以荣，夜卧早起，广步于庭，被发缓形，以使志生，生而勿杀，予而勿夺，赏而勿罚，此春气之应，养生之道也……冬三月，此谓闭藏。水冰地坼，无扰乎阳，早卧晚起，必待日光，使志若伏若匿，若有私意，若已有得，去寒就温，无泄皮肤，使气亟夺，此冬气之应，养藏之道也。”提出立春、雨水、惊蛰、春分、清明、谷雨需养肝；立夏、小满、芒种、夏至、小暑、大暑需养心；立秋、处暑、白露、秋分、寒露、霜降需养肺；立冬、小雪、大雪、冬至、小寒、大寒需养肾等，后世的节气养生均遵照这一段经典展开。医圣张仲景在《伤寒例第三》中说：“二十四气，节有十二，中气有十二，五日为一候，气亦同，合有七十二候，决病生死。此须洞解之也。”可见自古人们就认为二十四节气与人的生老病死息息相关。

一、缘起

我总结30余年临证经验，提出中医“三维七要”诊断法则。其中“三维法则”包含时间维度、空间维度、频率维度，旨在厘清疾病诊断中的动态时空关系。时间维度中，我首先提出时令气候的节律性，其中包括二十四节气与人体正常和生病状态相呼应这一观点。我在临床诊疗时发现，一些患者经常于节气附近发病，如大暑、小暑时节急性肠胃炎特别多见，大寒、小寒时节老年人特别容易突发冠心病等。由此我总结出外感六淫，邪气多在节气交迭时入侵致病的观点。在“七要法则”中，我提出注重调控健康态与疾病早期态，强调饮食、二便、睡眠规律等观点。在无病或者病情比较轻的时候，我们应该以食疗的方法进行养生保健，根据食物的性味、功效和适用范围进行配伍和食用，如寒、凉、温、热、甘、酸、苦、辣等食物，可以对人体发挥清热、滋补、解毒等作用，补益身体或者祛除病邪。

二、饮食疗法

中医很早就认识到食物不仅能提供营养，还能疗疾祛病。近代医家张锡纯在《医学衷中参西录》中曾指出，珠玉二宝粥“病患服之不但疗病，并可充饥”。医学史上素有“药食同源”之说，如常用中药姜、桂，原本就是食用调料。饮食疗法历史悠久，源远流长。将食疗与二十四节气相结合，可以将食疗养生的作用更大程度地发挥出来。以立春时节为例，在饮食方面，应考虑这一节气阳气初生的特点，宜吃“升发”之物，多吃辛甘发散之品，不宜食酸收之味。烹饪配料既可选择辛温发散的食物，如豆豉、葱、香菜、花生等，亦可有目的性地选择一些柔肝养肝、疏肝理气的草药，如郁金、丹参等。本书在每个节气中都精心挑选了最适合的当令天然食物，食用时令食材既遵循自然规律，让饮食搭配合理健康，也能增添吃的乐趣，是一种自然、环保、健康的生活方式。

除了单味食物，每个节气我还给大家推荐了两个食疗妙方。每个食疗妙方包含主要食材、具体做法、养生功效、注意事项等内容，如小满的木瓜蒸米糕、处暑的椰子五彩饭、寒露的五鲜养生汤等。每个食疗妙方我自己均食用过，搭配合理，具有很高的营养价值，满足了食疗辨证性、安全性、有效性的要求。

所谓辨证性是指辨证施食，即根据不同的病症来选配食物。比如虚证宜用补益之品，如羊肉等；实证宜用祛邪之品，如薏苡仁等；表证宜用发散之品，如紫苏等；里实证宜用通泄之品，如草决明等；里寒证宜用温里之品，如肉桂、茴香等；里热证宜用清泄之品，如西瓜翠衣等。所谓安全性是指食材的选择基于对人体有营养作用，无食品污染等特点。按照医家的说法，哪怕食疗辨证不够精准，也不会给人体造成危害，安全性也是食疗被广泛应用的重要前提。

三、保健功法

养生保健功法作为一种适合大多数人自行练习且不消耗资源的防病治病方法，切合了现代社会的需求，有效地降低了社会医疗成本。本书为大家推荐了适合各个节气的养生保健功法。节气时令交替时，不但可以通过练功增强身体素质，还可以祛病延年。如中医认为二十四节气对应人体的24节脊柱，白露时节可练习正身旋脊法。该功法能够锻炼脊柱及腰背，祛除腰部、背部的风寒邪气，调理胃经和肝经，达到防病保健的目的。本书一个节气中包含两个功法，不仅有明确的防病治病作用，也是中国传统优秀文化的有效载体，有助于大家理解二十四节气知识体系的内涵，身体力行与时偕行、与时偕极的养生思想，以及与天地相应、与万物为一的哲学观。

四、情志养生

在中医“三维七要”诊断法则中，我将情志要素放在了重要的位置。当今社会人们生活压力大，节奏快，由《黄帝内经》创建的“生物—心理—社会—生态—时间”医学模式，明确提出情志异常为主要内伤病因之一。情志要素为当今社会不可忽视的致病因素，其一方面可直接引发郁证等神志类疾病，另一方面又是胃病等诸多疾病的起因。如立春需要养肝，《王孟英医案》言“七情之病，必由肝起”，说明情志异常多致使肝功能失常，继而引发其他疾病，肝气郁结常见症状有胸胁、少腹胀满疼痛，走窜不定，情志抑郁，善太息，妇女可见乳房胀痛、月经不调、痛经、闭经，苔薄白，脉弦等。针对立春养肝的情志养生原则，本书提供了人们在春季调养精神的方法，尽量不要大喜大怒，凡事退一步思考，开阔心胸，以保持宽和恬淡的心情。

中医将情志归纳为七种：喜、怒、忧、思、悲、恐、惊，也就是人们常说的“七情”。正常的“七情”活动，可协调生理功能和调整气机，不会致病。情志活动和五脏精气存在密切的关系，它们相互影响，互为因果，而且不同的情志之间也存在着相互克制和制约的作用。情志既可以致病，也可以治病。情志疗法是中医养生极为重要的内容之一，是在中医“形神一体观”的指导下，根据个人的形神气质类型，综合运用各种方法控制和调节情绪，以达到身心安宁、情绪愉快的健康状态。

五、结语

2012 年至今，我先后在中央电视台《健康之路》、北京卫视《养生堂》等 12 家主流媒体开展中医药文化与养生科普知识讲座近百期，发表科普文章 13 篇，出版科普著作 34 部，其中《女人 30+，养气血、调脾胃、防衰老》一书销售数万册。“但愿世间人无病，何惜架上药生尘”是每一位医者对大众健康的关切，这也要求大众要有较高的健康意识和养生观念。我通过电视宣讲与自媒体平台，积极宣传中医文化、养生保健知识、康复调养技术，成为国家卫健委、国家中医药管理局和北京市第一批中医药科普专家。2020 年获得了中华中医药学会科研科普年度人物奖，2022 年被中华中医药学会评为首批名医名家科普工作室，是社会对我科普成绩的肯定。

本书是我在科普路上的又一新作，“四面云山皆入眼，万家灯火总关心”，中医科普造福人民的故事还在继续，我希望通过自己的科普宣传，为“健康中国”战略贡献一份绵薄之力。

同时，感谢各位老师朋友对本书写作与出版的大力支持与帮助，感谢拍摄团队精心地准备食材，用心地拍摄，感谢专业厨师的试吃试制，对辅料、制作流程等的优化提出诚恳的建议，使食疗方更加色香味俱全。感谢学生刘大胜博士、李玉坤博士、赵志伟硕士、杜丹丹博士、居昌轩弟子帮助校对和拍摄食疗方图片等。感谢各位读者对本书的支持。

本书的写作与编撰时间紧，错误与纰漏在所难免，还请各位读者提出宝贵意见，以便修订提升。

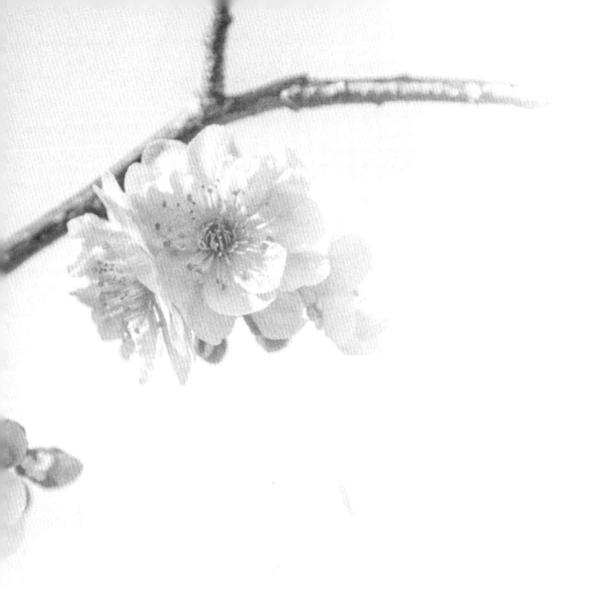

目录 contents

1 二十四节气开篇

3 立春

清肝泻火，疏肝解郁三花饮

清利头目，祛风解毒敲天鼓

11 雨水

健脾益气，固肾止泻山薏粥

调理肠胃，健脾利湿大横穴

19 惊蛰

清补肝肾，保阴潜阳五色汤

敲打胆经，怡情疏肝养生法

27 春分

滋补肝肾，清肝明目杞菊茶

开穴通络，平衡阴阳导引功

35 清明

健脾和胃，利水消肿蛤荠羹

祛湿健体，拉弓射箭导引功

43 谷雨

养阴清热，生津和胃美肤茶

提升阳气，疏通气血理三焦

51 立夏

清心养神，健脾祛湿荷叶鸡

潜阳敛阴，精充神宁护心操

59 小满

祛风散热，健脾开胃苏薄茶

甩手运动，通经活络促循环

67 芒种

益气养阴，清热利湿茭白鸭

仰头望天，补肝益肾治虚劳

75 夏至

养阴清热，泻火避暑三叶茶

手足争力，通达心肾平阴阳

83 小暑

清热泻火，生津止渴三红汁

翘足舒筋，活络壮骨运脾胃

91 大暑

清热利湿，养阴解暑益气汤

踞地虎视，振阳强肺通经络

99 立秋

滋阴益胃，凉血生津藜麦粥

内固元阳，养肾益真灸关元

107 处暑

生津润燥，益气健脾五彩饭

反捶背脊，舒筋活络调呼吸

115 白露

开胃润燥，补精益髓菊花蟹

正身旋脊，祛风散寒调脾胃

123 秋分

补益气血，养发美颜三黑方

掩耳侧倾，补肾益气舒经络

131 寒露

行气宽中，和胃健脾五鲜汤
寒露坐功，补肾散寒通经络

139 霜降

滋阴润燥，健脾补虚鲫鱼汤
艾灸腰阳，除寒祛湿强腰肾

147 立冬

补阴助阳，通达经络归元汤
按摩命门，阴阳双补强肾精

155 小雪

补益气血，强壮筋骨炒牛肉
干浴按摩，调畅气机防感冒

163 大雪

补益肝肾，养血充髓海参汤
艾叶足浴，温阳通络活气血

171 冬至

益气补血，温肾壮阳炒桃仁
冬至导引，温经散寒补肝肾

181 小寒

温中散寒，补益气血羊肉汤
按揉涌泉，温阳祛湿补肾精

189 大寒

滋阴潜阳，防风御寒牛肉汤
补肾养生，温阳祛邪止风寒

197 后记

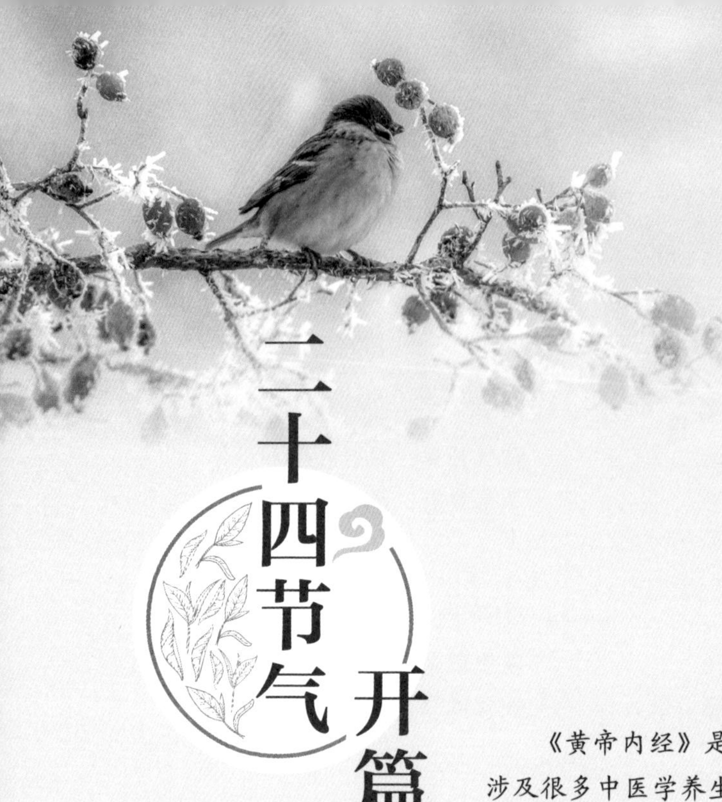

二十四节气开篇

《黄帝内经》是我国第一部中医学专著，里面涉及很多中医学养生保健知识。其中的《素问·上古天真论》论述了健康的生活方式“法于阴阳，和于术数，饮食有节，起居有常，不妄作劳，故能形与神俱，而尽终其天年，度百岁乃去”。这里指出了养生的基本方法。“法于阴阳”指的是我们的衣食住行均要符合养生之道而不偏颇，如阳虚的人应该以温阳为主，阴虚的人应该以滋阴为主，必须将自身的阴阳与自然界的阴阳状态协调起来才行。“饮食有节”指的是饮食要有节制、有选择，《黄帝内经》中讲“五谷为养，五果为助，五畜为益，五菜为充”。我们日常生活的饮食要尽量以此为标准。“起居有常”指要符合四季的养生规律进行起居，《黄帝内经》中讲春季夏季应“夜卧早起”，秋季应“早卧早起”，冬季应“早卧晚起”，需要注意，虽然春季夏季可以稍微晚睡，但是尽量不超过22点入睡，不要熬夜。

《扁鹊见蔡桓公》是一个很有名的小故事。

扁鹊见蔡桓公，立有间，扁鹊曰：“君有疾在腠理，不治将恐深。”桓侯曰：“寡人无疾。”扁鹊出，桓侯曰：“医之好治不病以为功！”居十日，扁鹊复见，曰：“君之病在肌肤，不治将益深。”桓侯不应。扁鹊出，桓侯又不悦。居十日，扁鹊复见，曰：“君之病在肠胃，不治将益深。”桓侯又不应。扁鹊出，桓侯又不悦。居十日，扁鹊望桓侯而还走。桓侯故使人问之。扁鹊曰：“疾在腠理，汤熨之所及也；在肌肤，针石之所及也；在肠胃，火齐之所及也；在骨髓，司命之所属，无奈何也。今在骨髓，臣是以无请也。”居五日，桓侯体痛，使人索扁鹊，已逃秦矣。桓侯遂死。

这个故事所揭示的中医学原理大意是人体表现出来的一些征象可以暗示人体是处于健康状态，还是亚健康状态。我根据这个故事提炼出来人体应当有健康态、未病态、已病态、末病态四个阶段。未病态即亚健康状态，这是指身体虽然没有明确的疾病，但在躯体上、心理上出现种种不适应的感觉和症状。当亚健康状态即诱病状态积累到一定程度时，便转化为疾病，若采取措施，则走向健康。其中非常关键的是妙用“药食同源”，采用药膳和食疗小方来未雨绸缪，达到“治未病”的目的。

常见未病态症状

躯体性症状：疲劳或易疲倦；睡眠障碍；头晕、头昏；疼痛；食欲减退；双目不适；胸、腹、胁胀满憋气；心慌或心悸；易感冒；汗多或容易出汗；性功能下降；发热、怕冷。

心理性症状：容易激动生气、恐惧；健忘、记忆力减退；注意力不集中、思维反应水平下降；情绪低落，对事物缺乏兴致；孤独或冷漠；做事提不起精神、萎靡不振；自卑或意志消沉；空虚、懊恼；猜疑、猜忌；理解、判断能力下降；心累；担忧自己的健康。

社会适应症状：人际关系不协调；家庭关系不和睦；工作学习困难、效率低；同事关系紧张；缺乏生活满足感。

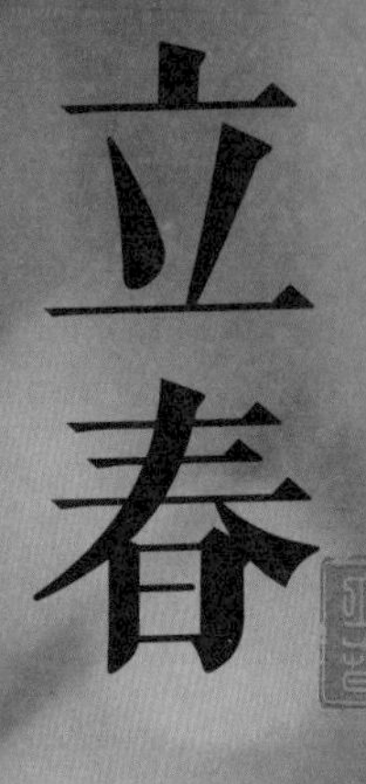

清肝泻火，疏肝解郁三花饮

清利头目，祛风解毒敲天鼓

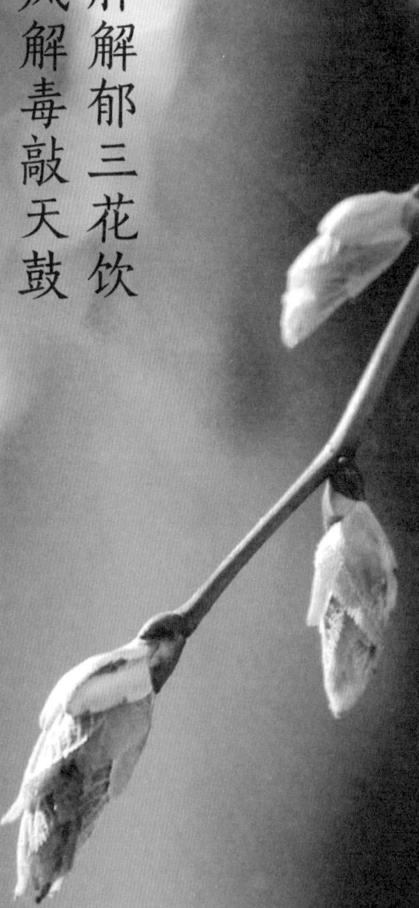

立春的来历

立春一词最早见于春秋时期，那时一年中有立春、立夏、立秋、立冬、春分、秋分、夏至、冬至8个节令。到了《礼记·月令》一书和西汉刘安所著的《淮南子·天文训》中，才有24个节气的记载。在汉代前，历法曾多次变革，那时曾将二十四节气中的立春这一天定为春节，以示春天从此开始。这种叫法曾延续了两千多年，直到1913年，当时的政府正式颁发了一份文件，明确每年的正月初一为春节，此后立春日仅作为24个节气之一存在并传承至今。

立春时，太阳达到黄经315°。有关立春的谚语和诗句有很多，如“立春一日，水暖三分”“吃了立春饭，一天暖一天”“打春冻人不冻水”“立春一日，百草回芽”等。正像左河水在《立春》中描述的“东风带雨逐西风，大地阳和暖气生。万物苏萌山水醒，农家岁首又谋耕。”

立春的养生方法

✿ 起居方面的养生

立春时节，人们的气血亦如自然界一样，需舒展畅达，这就要求我们遵循“夜卧早起，与日俱兴”的原则，即我们的作息应与日出日落吻合。并且要免冠披发，松缓衣带，舒展形体，多参加户外活动，克服倦懒思眠的状态，使自己的精神情志与大自然相适应。

《黄帝内经》讲：“春三月，夜卧早起。”从传统中医学来说，睡觉是性价比最高的养生法。孩子尽量 21 点前入睡，成年人尽量不要超过 22 点入睡。晚睡容易导致气血亏虚、肾虚、湿气重，从而出现倦怠乏力、易怒、脱发、面色发黄等不适症状。

勤加慢减下“捂”厚

老话讲“春捂秋冻，不生杂病”。因为立春是春季刚刚开始，虽然寒冬已过，但气温回升还需要一段时间，所以“春捂”非常重要，不要急于脱掉厚重的冬衣，以免疾病侵袭。《千金要方》主张春时衣着宜“下厚上薄”，意思是春天换装时应遵循“下厚上薄”的原则，先把上衣减掉一些，裤子可晚一些减，下身宁热勿冷，这样有助于养阳气。特别是患有慢性支气管炎、肺气肿的老年人，初春时要尽量使身体“不冻不寒”，避免受凉加重疾病。并且人体下半身血液循环较上半身差，容易遭受风寒侵袭，尤其是女性，如果过早换裙装，易导致关节炎及多种妇科病，如痛经、月经不调等。当然“春捂”并不是衣服穿得越多，捂得时间越长越好，而是强调衣物要随天气变化、根据自身身体素质勤快增减。

饮食方面的养生

立春时节，千万不要轻视饮食养生。在饮食方面，应考虑这一节气阳气初生的特点，宜吃“升发”之物，多吃辛甘发散之品，不宜食酸收之味。《素问·藏气法时论》言：“肝主春……肝苦急，急食甘以缓之……肝欲散，急食辛以散之，用辛补之，酸泻之。”因为酸味入肝，具收敛之性，不利于阳气的升发和肝气的疏泄。

“咬春”有两个层面的含义，一是指在立春这天吃一些春季的新鲜蔬菜，一般北方吃萝卜，南方吃生菜，同时也包括吃春饼。春饼是以麦面烙制或蒸制的薄饼，多以豆芽、韭黄或韭菜、粉丝、鸡蛋等炒成的合菜作馅儿包着食用。萝卜、韭黄、韭菜皆为辛味食物，有辛甘发散的功效，有利于升发和保护阳气。此外，萝卜还可与粳米煮粥或烙制萝卜丝饼食用，有理气、助消化、补脾胃、祛风寒、祛痰、解毒等多方面功效。烹饪配料还可以多选择辛温发散的食物，如豆豉、葱、香菜、花生等。也可有目的性地选择一些柔肝养肝、疏肝理气的草药，如郁金、丹参等。“咬春”也意味着要忌食酸、滑、苦涩的食物。酸味收敛，不利于阳气升发和肝气疏泄。苦味食品有降泄作用，会损伤阳气。

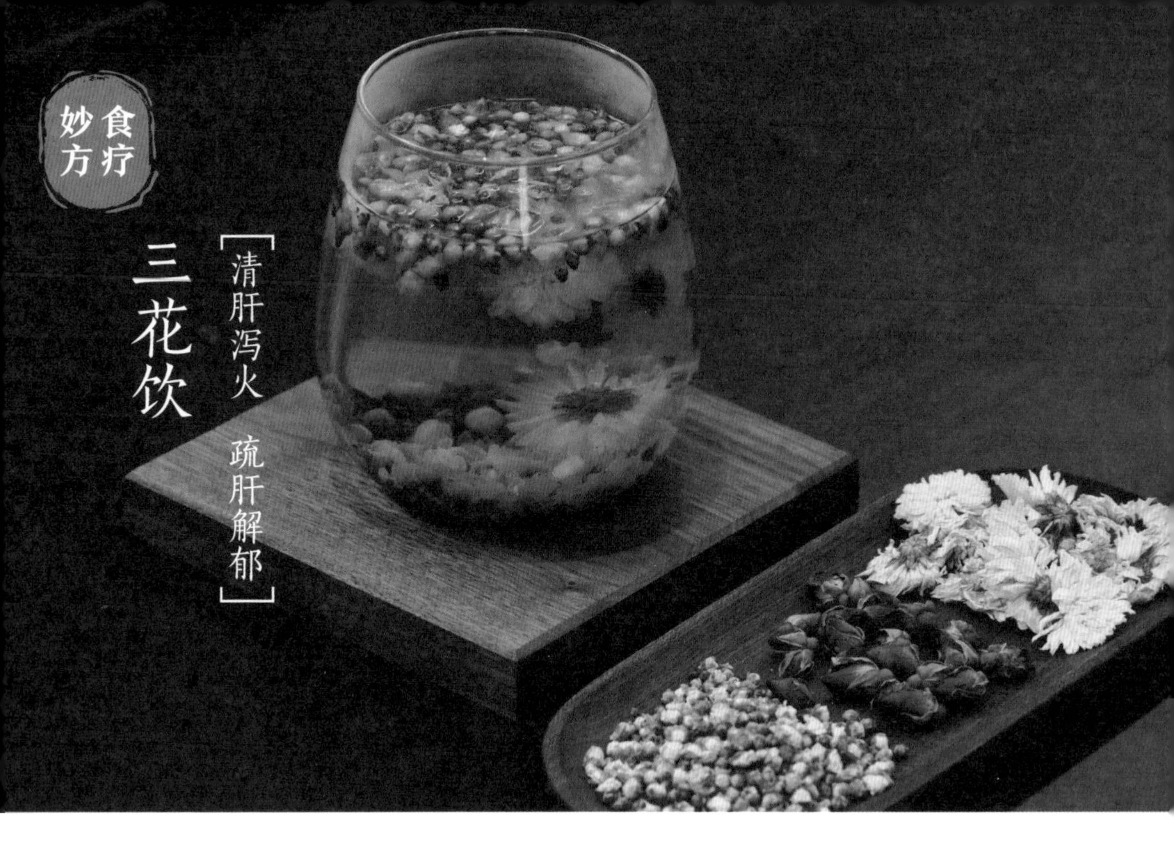

主要食材

玫瑰花 3 克，白梅花 3 克，白菊花 3 克。

具体做法

1. 先将上述食材用开水冲泡，倒掉浮水，名曰洗茶。
2. 再加开水浸泡 5 分钟，即可饮用。

养生功效

该饮品具有清肝泻火、疏肝解郁的作用。玫瑰花活血调经、白菊花疏风清肝、白梅花护肝和胃，三者温凉相济、宽胸利气，急躁易怒、抑郁悲伤或口舌生疮者皆可服用。尤其适宜肝气不舒所致月经不调的女性朋友日常调养饮用。

注意事项：怕冷、脾胃虚寒、腹泻者慎用。

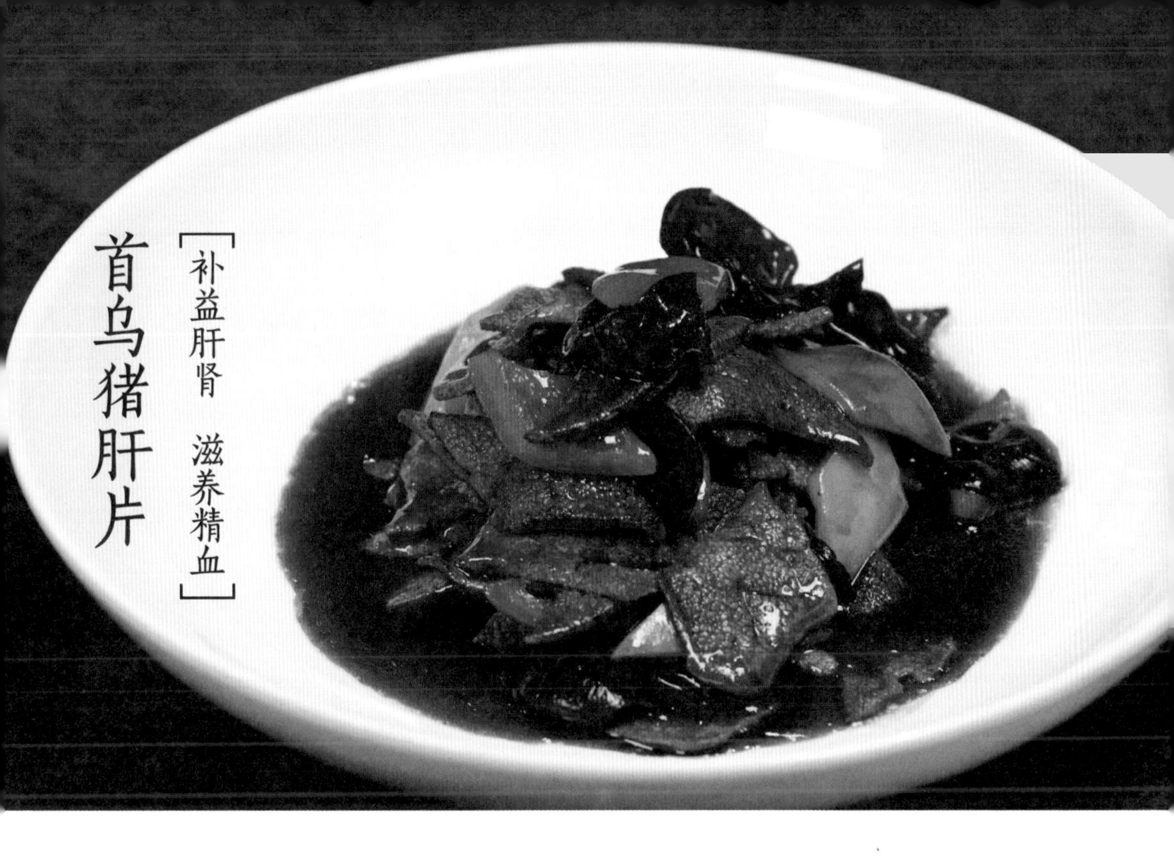

主要食材

制何首乌 5 克，猪肝 250 克，水发木耳 75 克，青菜 50 克，葱、生姜、料酒、酱油、味精、盐、醋、水淀粉、植物油、清汤各适量。

具体做法

1. 制何首乌，水煮煎取浓缩液 10 毫升; 猪肝切片，在沸水中焯一下，控净水分。葱切丝，生姜切片，水发木耳摘洗干净，青菜洗净切片，用开水焯一下。

2. 先用木耳、青菜、葱丝、姜片、酱油、料酒、味精、盐、醋、水淀粉、制何首乌浓缩液和适量的清汤，兑成碗芡。

3. 再在锅内放入植物油，大火烧至七八成热，把猪肝下入油锅内过一下，熟透后倒入漏勺里。

4. 锅底留油，猪肝倒回锅内用大火炒，随即把芡汁烹入，搅拌均匀，淋入少许熟油即成。佐餐食用。

养生功效

这道佳肴有补益肝肾、滋养精血的作用。猪肝养血补肝与中医“以脏补脏”思想相合，制何首乌益精血、强筋骨，尤其适用于立春前后的养生保健。适用于肝肾亏虚、精血不足患者头晕眼花、视力减退、腰膝酸软等症状的调补。

穴位养生方法

俗话说“春困秋乏”，从立春时节开始，人们往往容易失眠，从生理学上讲，人们在寒冷的冬天，血管处于“收敛”状态，内脏器官的血流量增大，大脑血供也增加，已养成高氧状态下工作的“娇气”习惯。而春天变暖，人们的皮肤血管渐渐扩张，皮肤的血流量大大增加，大脑供血相应减少，大脑就会自动进行保护性调整，降低兴奋度，脑组织的自我抑制很容易使人产生困意。如果白天睡多了晚上就不易入睡，易形成恶性循环。

敲天鼓

“敲天鼓”也叫鸣天鼓，是古代高明之士依据《黄帝内经》中的腧穴原理，特别设计的防春困妙招。

操作方法

1. 双肘支在桌上，闭十指放于脑后。
2. 食指抬起，搭放于中指之上，两指同时弹击脑后枕骨凹陷处（风池穴上一横指处）。

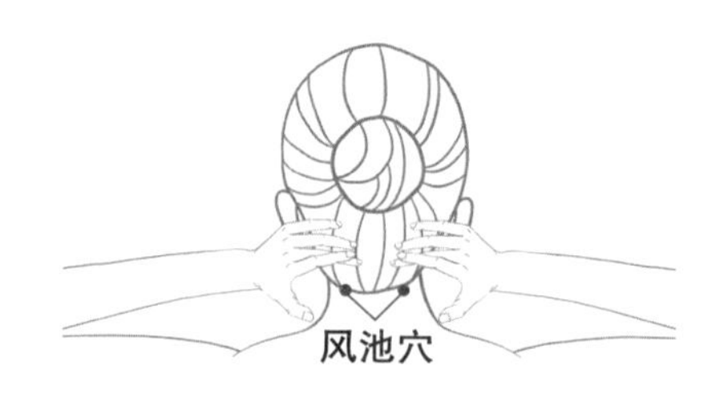

养生功效

风池穴属足少阳胆经上的穴位，与风府穴相平。“风池”的意思是蓄风的池子，其功效为“清头明目，祛风解毒，通利空窍”，此外还具有解除春困，缓解疲乏的作用。

勤梳头

稽康《养生论》中记载：“春三月，每朝梳头一二百下，寿自高。”可见，春季闲来无事梳梳头，不失为一种保持健康美丽的好方法。

一般人多认为，梳头是女人的事，是保持秀发不可缺少的日常修整之一，殊不知，勤梳头其实有助于养生。《黄帝内经·素问·脉要精微论》称：“头者，精明之府。”头部不但穴位丰富，而且是人体经络汇集的重要部位，五脏六腑之精气皆上注于头面。无论男女，甚至头发稀落的老翁，早起梳头，都能有效刺激头部诸多经穴，有助于阳气的舒畅和升发。现代研究也证明，梳头可改善大脑的血液循环，给头皮适度的刺激，以促进血液循环，令人更神清气爽。

情志养生

立春时节，养生的第一步就是要保护体内的阳气。中医认为，在四季中，春季属木，与肝的属性是一致的。因此，在保护阳气的同时，还要注意养肝。情志论认为，肝脏主导情绪的疏泄，在志为怒，恶抑郁而喜调达。

这就要求人们在春季调养精神时，尽量不要大喜大怒，凡事可以退一步思考，开阔心胸，以保持宽和恬淡的情绪。

结语

立春是由冬寒向春暖过渡的时节，此时气温、日照、降雨开始趋于上升、增多。立春养生，应顺应天地之气的变化，注意保护阳气，着眼于一个“升”字。立春时节宜“夜卧早起，与日俱兴”，免冠披发，松缓衣带，舒展形体，多参加户外活动，克服倦懒思眠的状态，使自己的精神情志与大自然相适应。

雨水

健脾益气，固肾止泻山薏粥

调理肠胃，健脾利湿大横穴

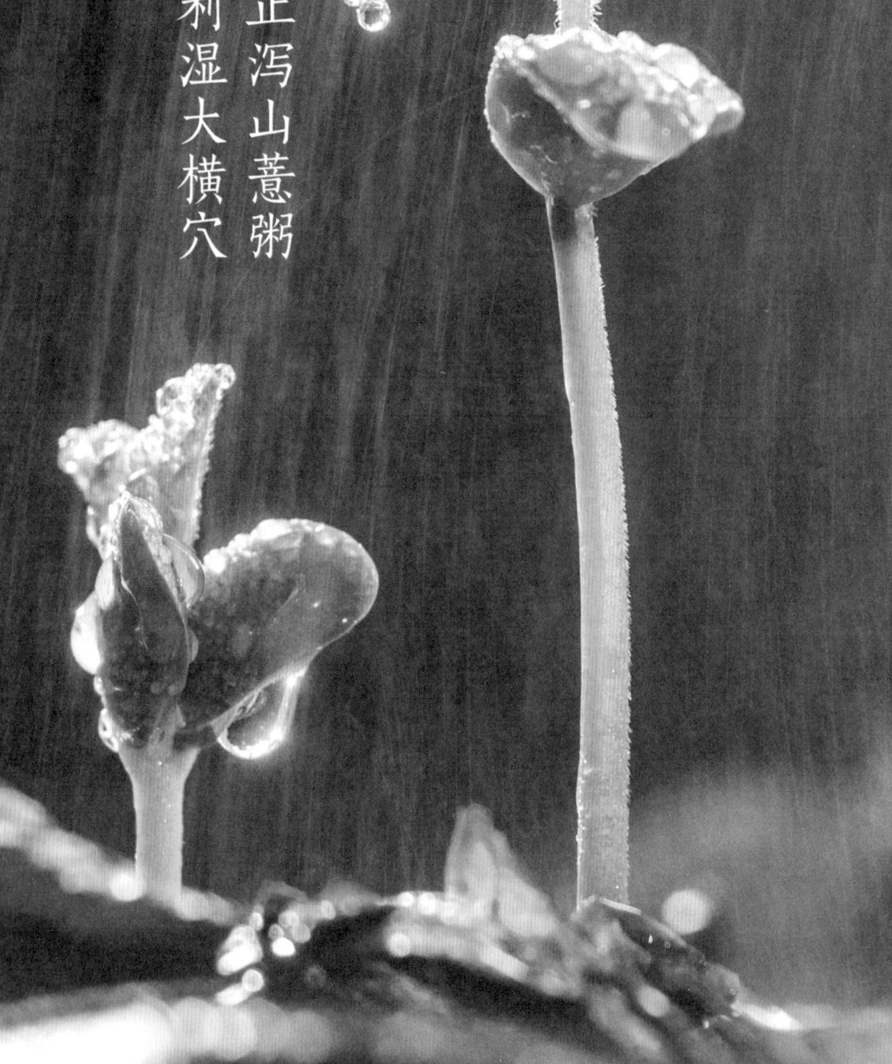

雨水的来历

雨水是二十四节气中的第 2 个节气，在每年阳历的 2 月 18 日前后，此时太阳达到黄经 330° 。雨水时节，万物萌动，春天就要到了。有谚语说：“立春天渐暖，雨水送肥忙。”但此时，北方往往干旱多风、雨水珍贵，正是“春雨贵如油”。而南方的雨水，渐渐多了起来，小麦也已经越冬，开始返青，就要插秧了。随着雨水节气的到来，寒冷渐渐消失，冰雪融化，空气湿润，阳光温和。

雨水的养生方法

✪ 起居方面的养生

雨水时节，湿度逐渐升高，冷空气活动非常频繁，早晚还是很冷，所以防寒保暖依然很重要。由于天气转暖，人体的毛孔开始打开，对风寒之邪的抵抗力有所降低，所以大家不要立即脱掉冬衣。尤其是有关节疼痛的人，更要重视肩、腰、腿的保暖，以免寒湿之邪外侵，引发疾病。

起居方面，注意亥时要睡觉，亥时也就是21点到23点之间。亥时被称为“人定”时间，意思是说，夜已经深了，大家需要停止活动，这个时间段要安歇睡眠。在亥时，手少阳三焦经最旺。而雨水节气刚好与人体的手少阳三焦经相对应。三焦是六腑中最大的腑，具有主持诸气、疏通水道的作用。人如果在亥时睡觉，百脉就可以得到最好的休养，对健康十分有益。正所谓，“亥时百脉通，养身养娇容。”

饮食方面的养生

雨水时节最应该养护的是脾胃。具体原因还要从中医的五行学说讲起。

春季是肝气升发的季节，在五行学说中，肝属木，由于木头可曲可直、条顺通达，有升发的特点，所以肝就像木一样，喜欢通达，讨厌抑郁，有疏泄的功能。而脾胃属土，土性敦厚，有生化万物的特性，是气血生化之源。按照五行的生克理论，木克土，也就是肝旺会克脾，如果肝疏泄太过，脾胃就会气虚；如果肝气郁结太重，脾胃就会气滞。所以，肝气升发的时节，尤其要养护脾胃。根据“食甘健脾”原则，就要适当多吃一些大枣、山药和豆类食物。

另外，雨水饮食宜“清补”。由于雨水时节天气变化无常，容易使人体内脏郁热壅阻，因此，吃燥热的食物就会“火上浇油”。也不能贪凉，否则容易引起胃寒、胃凉、腹泻之类的失衡症状。所以，中医认为，雨水时节的进补应该以轻松疏散的食品为宜，厚味、滋腻的食品为忌。特别是身体虚弱的人，更要注意选择平补、清补的食物。

所谓清补，是指吃凉性的食物，比如甘蔗汁、芹菜、百合、鸭肉、苦瓜、紫菜、海带、海蜇、绿豆，等等。一方面，这些食物补而不腻，尤其适合身体虚弱、脾胃虚弱、消化能力差、虚不受补的人。另一方面，这类补品还具有清热的作用，适合阴虚不足或者气阴两虚的人，同时还适合口干舌燥、体质消瘦、怕热烦躁、低热不除的人。但是，肢冷性寒、大便泄泻、小便清长、阳虚的人不宜食用。

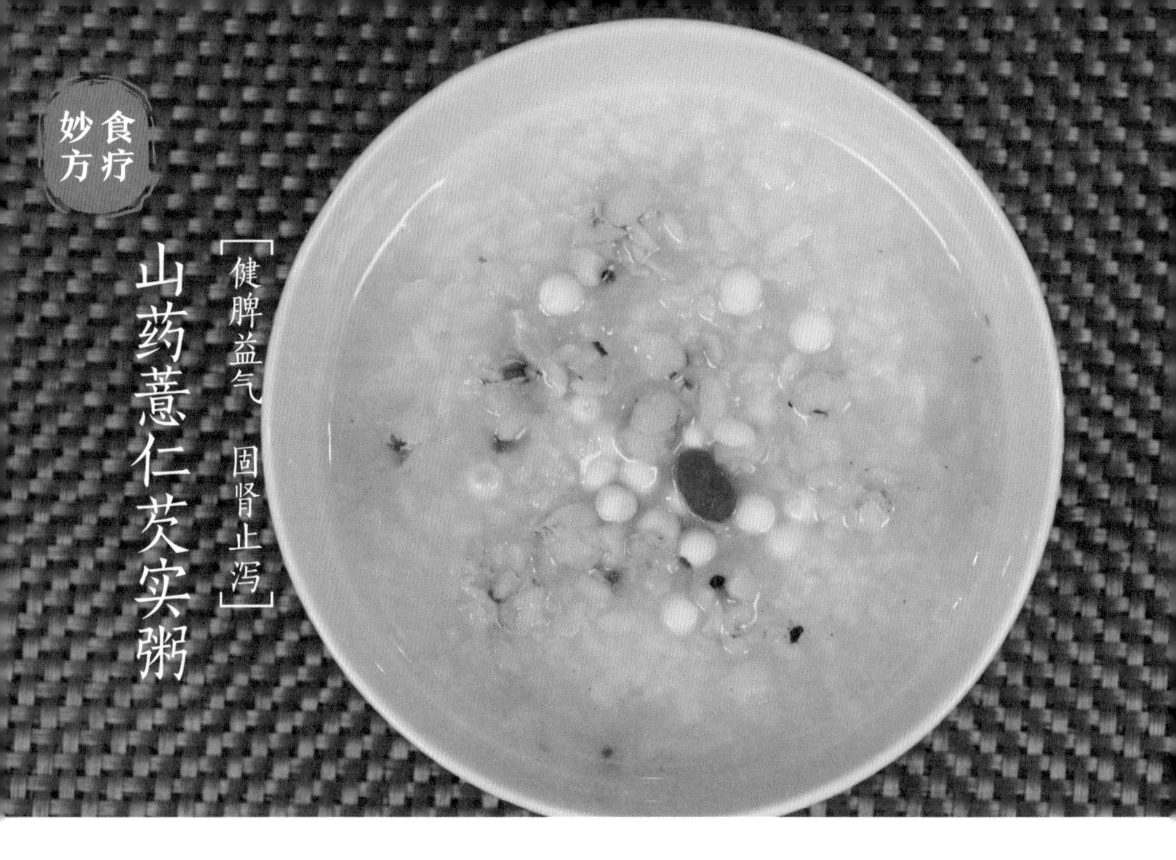

主要食材

山药 100 克，生薏苡仁 100 克，芡实 20 克。

具体做法

1. 将芡实、生薏苡仁浸泡一晚，山药洗净去皮切段。
2. 把三种食材放入锅内加水，熬煮成粥，煮熟即可食用。

养生功效

本品具有健脾益气、固肾止泻的作用。三种食材同气相求，肾为先天之本，山药滋精固肾，芡实止涩生精，薏苡仁健脾利湿。山药、薏苡仁等份并用，肾虚脾弱者久服无弊，另外本品也有除湿止带之效，女性食用可预防妇科疾患。

注意事项：薏苡仁属于微寒的食物，胃寒者和孕妇慎用。

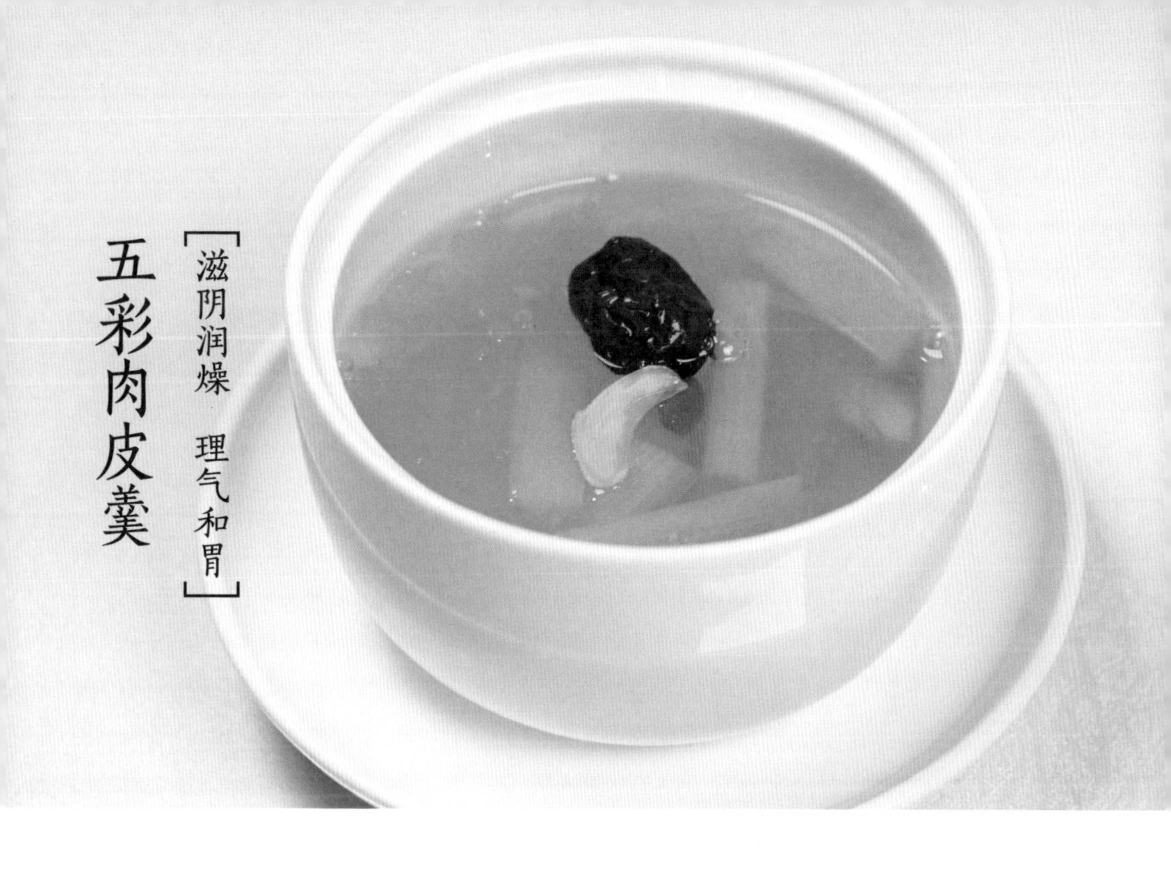

五彩肉皮羹

【滋阴润燥　理气和胃】

主要食材

猪肉皮 500 克，百合 6 克，彩色柿子椒 20 克，青笋 10 克，黑木耳 3 克，黄豆 30 克，生姜 3 克，肉豆蔻 2 克，盐、生抽少许。

具体做法

把猪肉皮切碎焯水，然后放入清水锅中，加入肉豆蔻、生姜、百合、黑木耳、黄豆一起炖煮，待猪肉皮快熟时，放入青笋、柿子椒，加入盐、少许生抽调味，待猪肉皮完全煮熟即成。

养生功效

这道菜中的柿子椒能够祛湿散寒、开胃止痛；黑木耳可以润肺止咳，利湿通便；猪肉皮能够滋阴养血、美颜润肤。本菜品富含胶原蛋白及铁元素，具有较强的抗氧化、抗衰老功效。

注意事项：脾胃虚寒者少食为宜。

穴位养生方法

雨水时节，空气中湿气重，人体也会因为“湿气”，变得容易疲累。从中医角度来看，“湿”为阴邪，与潮湿的气候和饮食习惯关系密切。喜欢吃生冷食物和喝冷饮的人，脾胃的运化功能会受到影响，使体内多余的水分难以排清，形成“内湿”，体重也容易增加。

按摩大横穴

大横穴之所以能帮助减肥是因为大横穴属于足太阴脾经，位置在腹中部，与肚脐眼（神阙穴）在一条水平线上，距离神阙穴有 4 寸（约一巴掌的宽度），左右各 1 个。这个穴位是祛湿大穴，全身的湿气都能由它祛除，它有运转脾经水湿的作用，因其水湿运行犹如“肾水之运行”，故又名“肾气穴”，有益火补土的效果，具有调理肠胃、健脾利湿，促进消化，促进身体营养吸收和水谷运化的功效，还可以治疗腹痛、泄泻、便秘等。

操作方法

利用大横穴祛湿减肥，是中医常用的有效方法，有两种常见的操作方法。

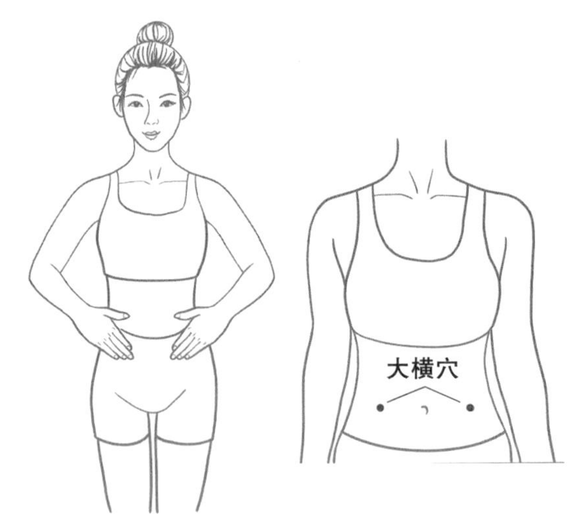

第一个手法，用 2 个拇指一起按压 2 个大横穴，持续按压 5 秒后松开，反复按压，每次 30 下。

第二个手法，用手掌以顺时针方向按摩腹部 20 ~ 30 圈。

养生功效

此法可以通便祛湿，加强人体新陈代谢，调理脏腑，提高机体的抗病能力。

按揉中脘穴

<table>
<tr><td colspan="2">雨水节气，寒湿之气侵袭人体，脾脏胃腑首当其冲。这个时候，利用好我们身体上的中脘穴，可以健运脾胃，从而抵抗寒湿之气的侵袭。中脘穴是胃经的募穴，也是“六腑之会”，中医认为，中脘穴能够健运脾胃、通调六腑，帮助脾胃清利水湿、顺气降浊。中脘穴在腹部正中线，肚脐上 4 寸，也就是人体胸骨与剑突的结合部位与肚脐连线的中点处。</td></tr>
<tr><td>操作方法</td><td rowspan="4">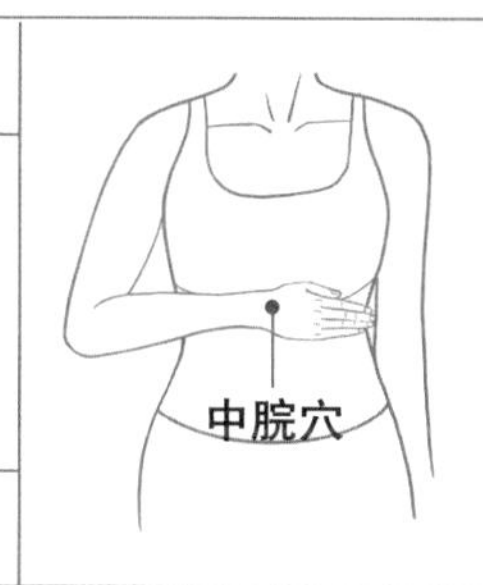
</td></tr>
<tr><td>将食指和中指并拢，点在中脘穴上，顺时针按揉（指腹不离开皮肤），或者用手掌根部按在中脘穴上，顺时针按揉。每次按揉 10 ~ 15 分钟，力度以舒适为度。</td></tr>
<tr><td>养生功效</td></tr>
<tr><td></td></tr>
<tr><td colspan="2">此法可祛湿健脾和胃，促进水谷运化。</td></tr>
</table>

情志养生

雨水时节，通过运动出汗，排出体内代谢产物，是人体最快的排毒方法。但是身体阳气提升需要一个逐渐适应的过程，剧烈运动后出汗太多，容易导致器官负荷过重，造成不适。因此，刚开始运动应当以慢跑、散步为宜，等身体适应以后，再逐步增加运动量。睡眠也要顺应自然规律，要早起，适当午休。熬夜和赖床都会加重身体毒素的积累。

另外，保持心情愉快也是排毒的重要方法。至于具体用什么方法，随个人喜好而定。听听欢快的音乐，烹煮美味的菜肴，走出户外欣赏大自然的五颜六色，都会令人心情舒畅。

结语

雨水节气过后，气温开始回升，湿度逐渐升高，但冷空气活动仍较频繁，在这个时候，养生保健最关键的就是保护好中焦脾胃，注意保暖。在饮食上要避免食油腻之物，以免助阳外泄。另外，还应注意保持心情愉悦，清心寡欲，不妄劳作，以养元气。

惊蛰

惊蛰

清补肝肾，保阴潜阳五色汤

敲打胆经，怡情疏肝养生法

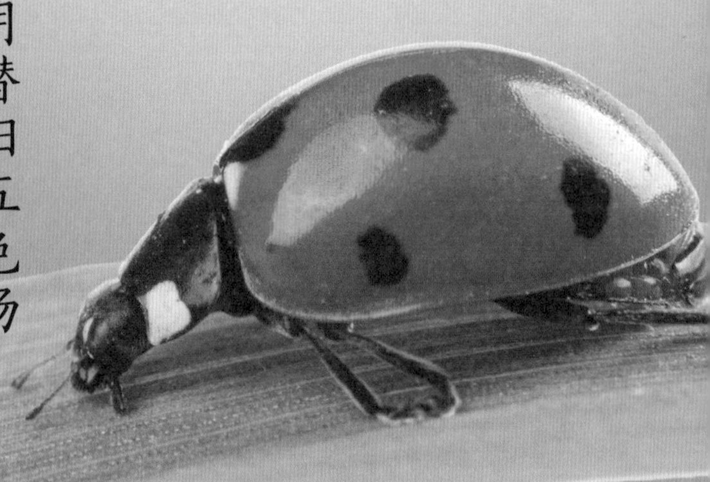

惊蛰的来历

惊蛰是二十四节气中的第 3 个节气，在每年阳历的 3月 5 日左右，此时太阳到达黄经 345°。从字面上理解，惊蛰说的就是惊醒了蛰伏在泥土中冬眠的昆虫，虫卵孵化，百花盛开，天气回暖，春天到来。劳动人民自古就很重视惊蛰节气，惊蛰前后，天气转暖，雨水增多，农家开忙。因此，惊蛰是春耕开始的日子。

惊蛰的养生方法

起居方面的养生

由于“倒春寒”会一直延续到惊蛰的最后几天，所以“春捂”在这个节气依然很重要。如果是在北方，天冷的时间还要更长一些。所以，在衣着方面，尤其是老年人，不要因为天气变暖而把衣服减得过少，需要随时注意天气的冷暖，增减衣服。

惊蛰以后，蛰伏在泥土中冬眠的各种昆虫开始惊醒，不仅各种小动物开始活动，过冬的虫卵开始孵化破茧，引起疾病的各种细菌、病毒、微生物也开始生长繁殖。“风者，百病之长也”，说的就是，在众多引起疾病的外感因素里，风邪是主要的原因。寒、暑、湿、燥、火等大多是借助风邪侵入人体。因为“风是惊蛰节气的主气”，所以，中医认为，“躲避风邪，是这个节气养生保健最重要的事情。”再有，过敏体质的人群，特别是对花粉过敏的朋友们，尤其要避免与过敏源接触，注意预防过敏症。

饮食方面的养生

这个时期特别适合吃梨。因为惊蛰时节，气候比较干燥，很容易使人口干舌燥、外感咳嗽。梨，性寒味甘，有润肺止咳、滋阴清热的功效。在我国北方地区，民间一向有在惊蛰吃梨的习俗，而且梨的吃法还多种多样，比如生吃、蒸吃、榨汁、烤着吃或者煮水等。建议大家在春天吃梨最好用冰糖或者川贝煮着吃，这样不仅可以避免食物过于冰凉，还非常有利于和胃降逆，做起来简单方便，对咳嗽也有一定的防治作用。

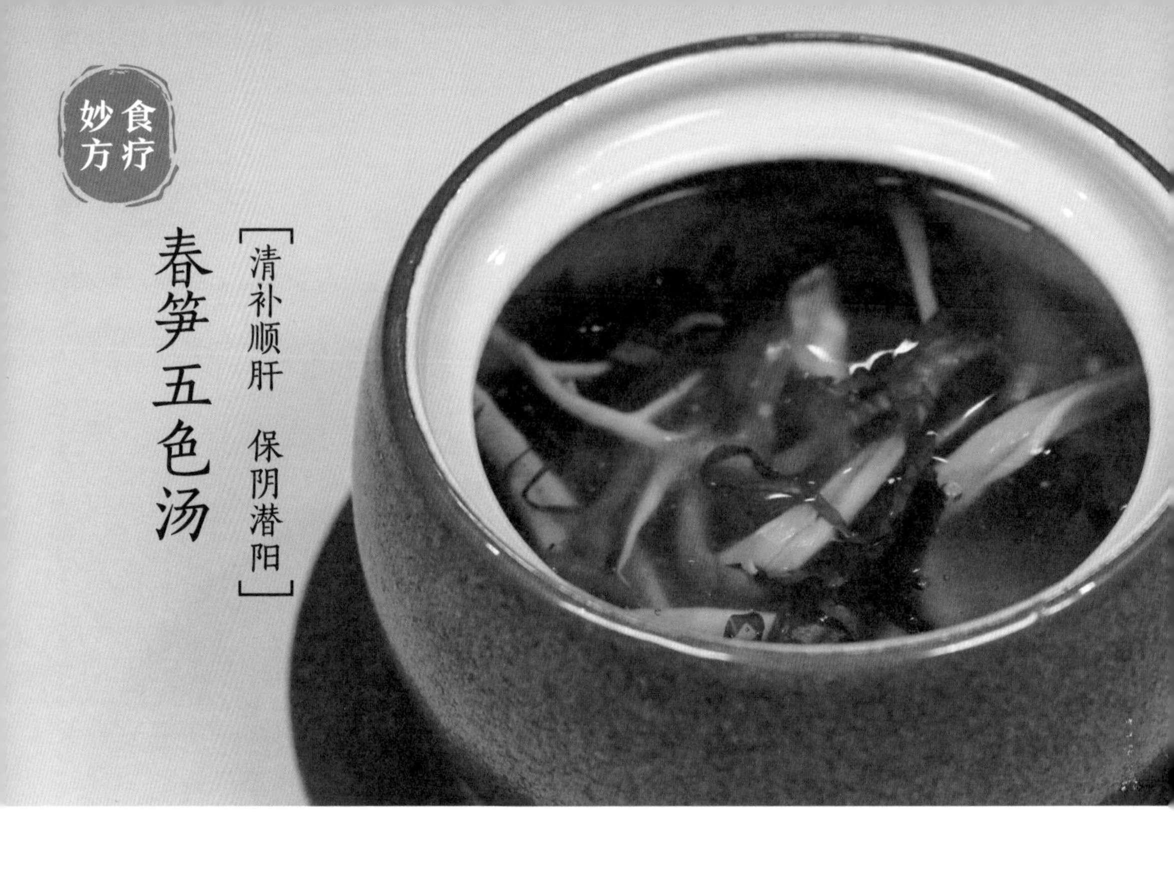

食疗妙方

春笋五色汤

【清补顺肝　保阴潜阳】

主要食材

春笋30克，黄花菜5克，木耳5克，油菜20克，番茄2个，鸡蛋1个，姜丝少许。

具体做法

1. 把食材全部洗干净，鸡蛋打碎搅拌成蛋液。

2. 把春笋、黄花菜、木耳、番茄全部切好，放入锅里煮。等煮熟后，加入鸡蛋液。开锅后，再放入油菜和姜丝即成。

养生功效

惊蛰时节，人体气机还没有得到完全正常的疏泄，全身肝气运行不畅，肝火偏旺，容易上浮。春笋五色汤有疏肝理气的作用，一方面可以清补顺肝，保阴潜阳，另一方面还能补益脾气，平和五脏，尤其适合惊蛰时节食用。

注意事项：胃肠疾病患者不宜多吃。

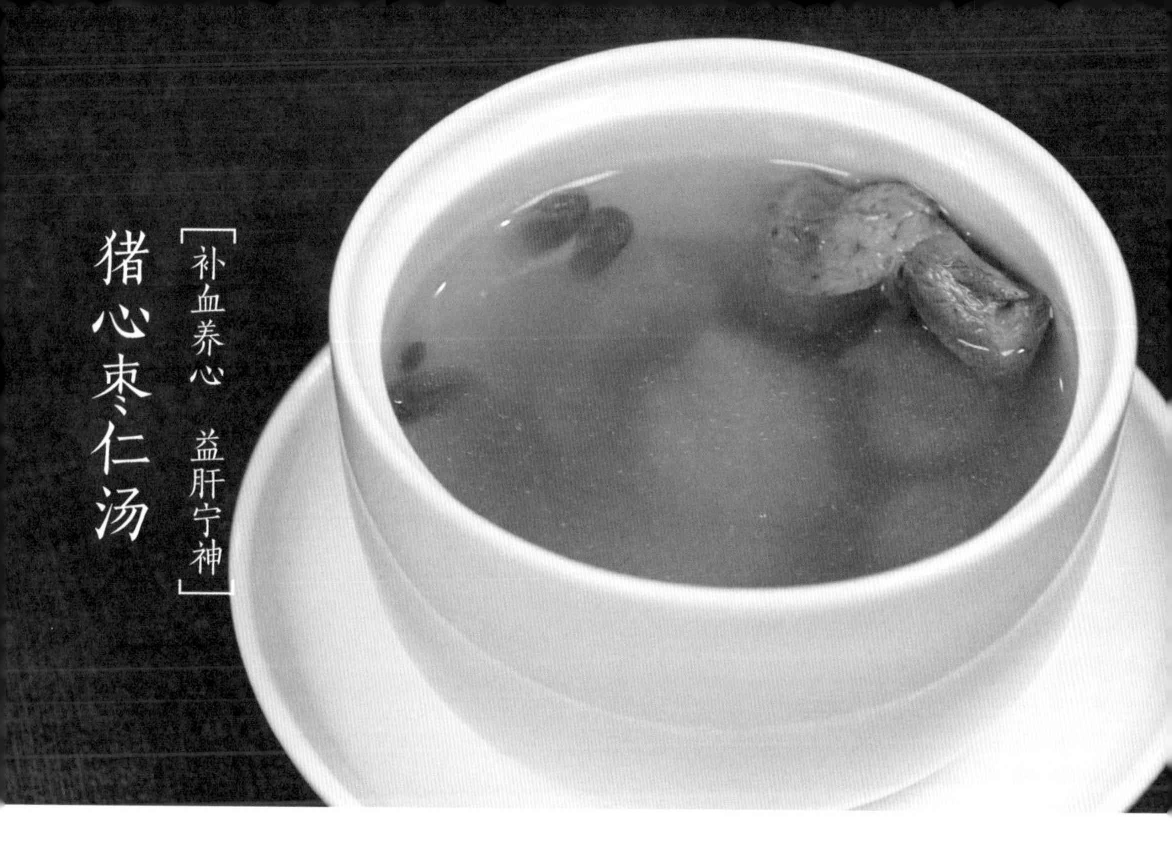

主要食材

猪心 1 个，酸枣仁 5 克，茯神 5 克，远志 3 克，枸杞子 20 颗，味精、盐各适量。

具体做法

1. 将猪心剖开，洗干净。

2. 茯神、酸枣仁、远志、枸杞子用细纱布袋装好，扎紧口，与猪心同入砂锅，加水适量，先用武火烧沸，打去浮沫，后改文火慢炖，至猪心熟透后，加入少许盐、味精调味即成。

养生功效

该汤品具有补肝血、养心宁神的作用，可以调治心肝血虚导致的心悸不宁、失眠多梦、记忆力减退。对于围绝经期的中年妇女尤其适合。冬季煲汤时可加入适量的龙眼肉、红枣和姜片，意在驱寒补虚，预防风寒感冒诸症。

注意事项：高脂血症、高胆固醇血症的患者应当少食。

穴位养生方法

惊蛰时节，由于全身肝气运行不顺，肝火偏旺，所以年轻人比较容易长痘、上火，老年人比较容易暴躁、发脾气。

敲胆经

敲胆经可以促进气血运行，因为肝经、胆经互为表里，敲击胆经可以促进肝脉的疏通。

操作方法

平坐在椅子上，把要敲的腿放在另一条腿上面，用拳头从臀部开始沿大腿根的外侧一直敲到膝盖。每条腿每天敲 5 分钟左右即可。

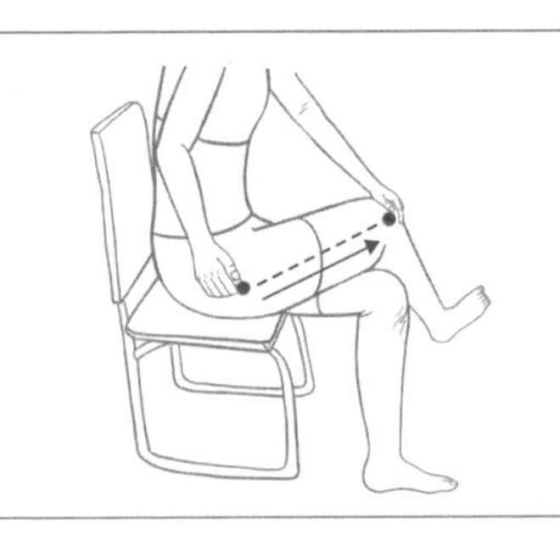

养生功效

该操作可刺激胆经，促进胆汁分泌和肝胆经的气血运行。

注意事项：敲击时，力量不能过重，要根据皮肤承受的力度，量力而行，不能用力过度以致皮肤出现乌青。如果刚开始敲时有酸痛感，是正常现象，因为痛代表有地方阻塞，应找到痛点慢慢敲打，将其疏通，以起到调节身体的作用。

灸血海

血海穴意指本穴为脾经所生之血的聚集之处。如果血液运行不畅或血液不足，或患其他与血有关的疾病，都可以用这个穴位进行治疗。惊蛰时分，是血脉刚刚启动之时，我们可以稍微温补血海穴。

操作方法

将右手食指、中指或拇指、食指分开，分别放置于血海的两侧，左手持点燃的艾条，对准穴位进行熏灸，艾条和皮肤距离 2 ~ 3 厘米，以腿部有明显温热感为度。

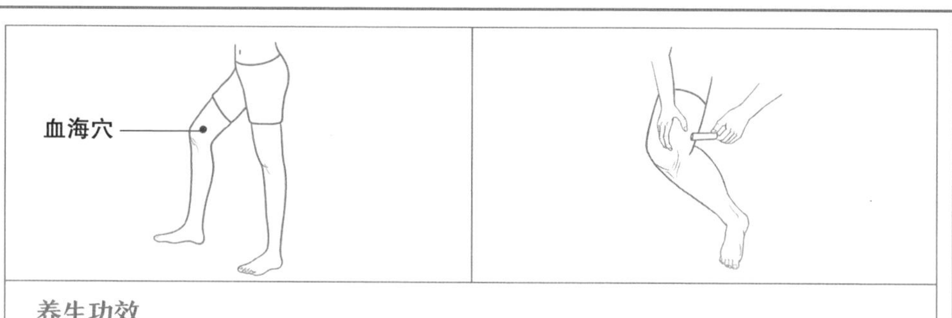

养生功效

此法适用于各种气血亏虚症状，如经期小腹冷痛、手足冰凉等。另外，熏灸此穴可以治疗膝关节痛，因其具有活血化瘀的功效，所以对贫血患者也可以起到一定的补益作用。

注意事项：在艾灸过程中要及时将灰掸落，并且不要用嘴吹艾条，要让其自然燃烧。

情志养生

中医认为，惊蛰时节，人体的肝阳之气渐升，阴血相对不足。肝气旺盛，比较容易动怒。所以这个时候，首先要注意的就是情绪的调节，要保持心平气和，不要妄动肝火。

由于初春气温波动比较大，人体血管受凉会收缩，冷热交替反复，血压波动不稳定，如果再有情绪刺激，就特别容易气机逆乱，引发眩晕、耳鸣、中风等意外病症。所以，惊蛰时期，老年人尤其需要调养情绪，切忌大喜大怒，避免焦躁抑郁。正所谓，“若无闲事挂心头，便是人间好时节”。

另外惊蛰阳气升发，人的情欲也会随春季的到来而焕发。《养性延命录》中强调过，惊蛰时，行房事要有节制，不可纵欲过度，以免伤害元气。

结语

首先，在起居方面，躲避风邪是惊蛰时节最重要的事情。过敏体质者，要预防花粉过敏。惊蛰是人体肝阳逐渐升发的时节，阴血相对不足，因此这一时段应顺应阳气升发的特点，饮食以保阴潜阳、清肝降火的清温平淡之品为主，起居应顺肝之性，助益脾气，令五脏平和。另外，惊蛰时节容易气机逆乱，大家要注意平和情绪，适度宣泄，戒骄戒躁，以免引发疾病，得不偿失。

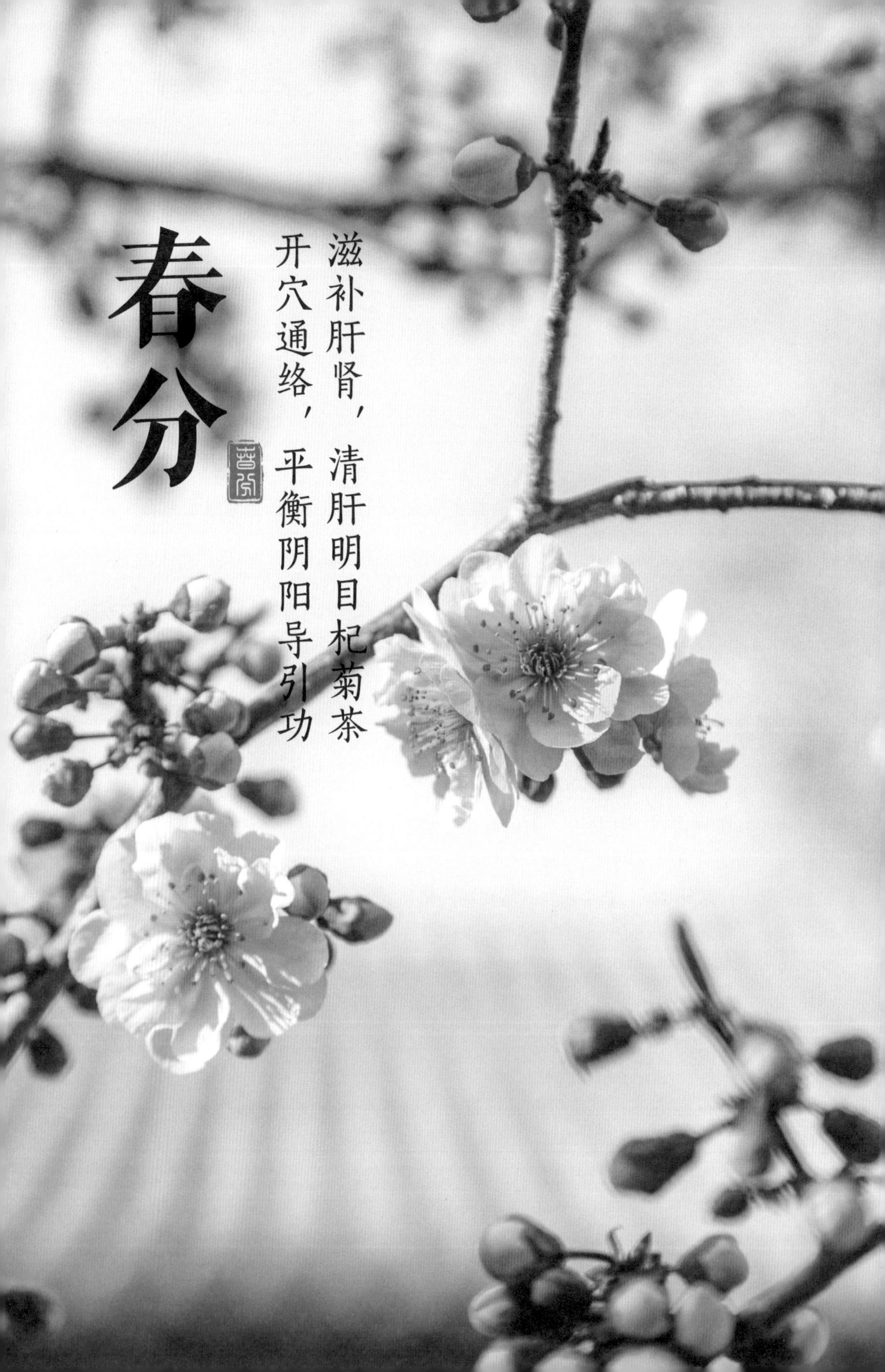
春分
春分
滋补肝肾，清肝明目杞菊茶
开穴通络，平衡阴阳导引功

春分的来历

春分是二十四节气中的第 4 个节气，在每年阳历的 3 月 20 日左右，此时太阳达到黄经 360°，古时又称“日中”“日夜分”“仲春之月”。《春秋繁露·阴阳出入上下》有言：“春分者，阴阳相半也，故昼夜均而寒暑平。”一个“分”字道出了昼夜、寒暑的界限。这时太阳的位置在赤道上方。古时以立春至立夏为春季，春分正当春季三个月之中，平分了春季。春分是一年四季中阴阳平衡、昼夜均等、寒温各半的时期，所以我国自古就有“春分风不小，要防痛深扰”的说法。

春分的养生方法

起居方面的养生

“春困、秋乏、夏打盹”，春分时节，春光明媚、气候回暖，人们容易感到困倦、疲乏，民间称之为“春困”。保证睡眠充足、作息规律、多食含维生素 B 族的食物，可驱“春困”，如大豆、花生、火腿、黑米等，且进食不宜过饱。“春困”不能单纯依靠多睡觉来解决，过度睡眠反而会使大脑皮层处于抑制状态，从而导致“越睡越困”。春分时节春暖花开，人们应多到公园、郊外等地踏青游玩，积极参加锻炼和户外活动，促进或改善机体血液循环。在锻炼身体的同时，也使人心情愉悦，可谓一举两得。

在起居方面，早起洗漱时可使用淡盐水漱口，每天房间开窗通风的时间也不宜太早，9 点后较为适宜。虽然春分天气日渐暖和，但日夜温差较大，而且仍不时会有寒流侵袭。此时，要注意添减衣被，“勿极寒，勿太热”，穿衣可以下厚上薄，注意下肢及脚部保暖，最好能够微微汗出，以散去冬天潜伏的寒邪。

晒春阳

俗话说，春天“百草回芽，百病复发”，为什么会出现百病复发的情况呢？这是因为此时自然界的阳气开始勃发，阳气充足会冲击体内的病灶，将病邪赶出体外，而如果阳气不足或是阳气受到压抑，各种病症就会卷土重来。尤其是老人及小孩，抵抗力较差，容易患感冒或风疹等疾病，更应注意适时添减衣被，多晒太阳。人体的背部属阳，头顶也为“诸阳之会”，春分太阳柔和，多晒背部和头顶，可以达到疏通经络、流畅气血、调和脏腑、祛寒止痛的目的。

✿ 饮食方面的养生

春分在中国古历中的记载为“春分前三日，太阳入赤道内”。此时的节气特点是阴阳平衡，故养生也要顺应此时的节气特点，要讲求“平和”，以和为贵，以平为期。

寒热均衡

春分时，大自然阴阳各占一半，饮食上也要“以平为期”，保持寒热均衡。可根据个人体质情况进行饮食搭配，如吃鸭肉、兔肉、河蟹等寒性食物时，最好佐以温热散寒的葱、姜、酒等；食用韭菜、大蒜等助阳之物时，最好配以滋阴的蛋类，如韭菜和鸡蛋搭配，阴阳互补更是春季首屈一指的饮食选择。

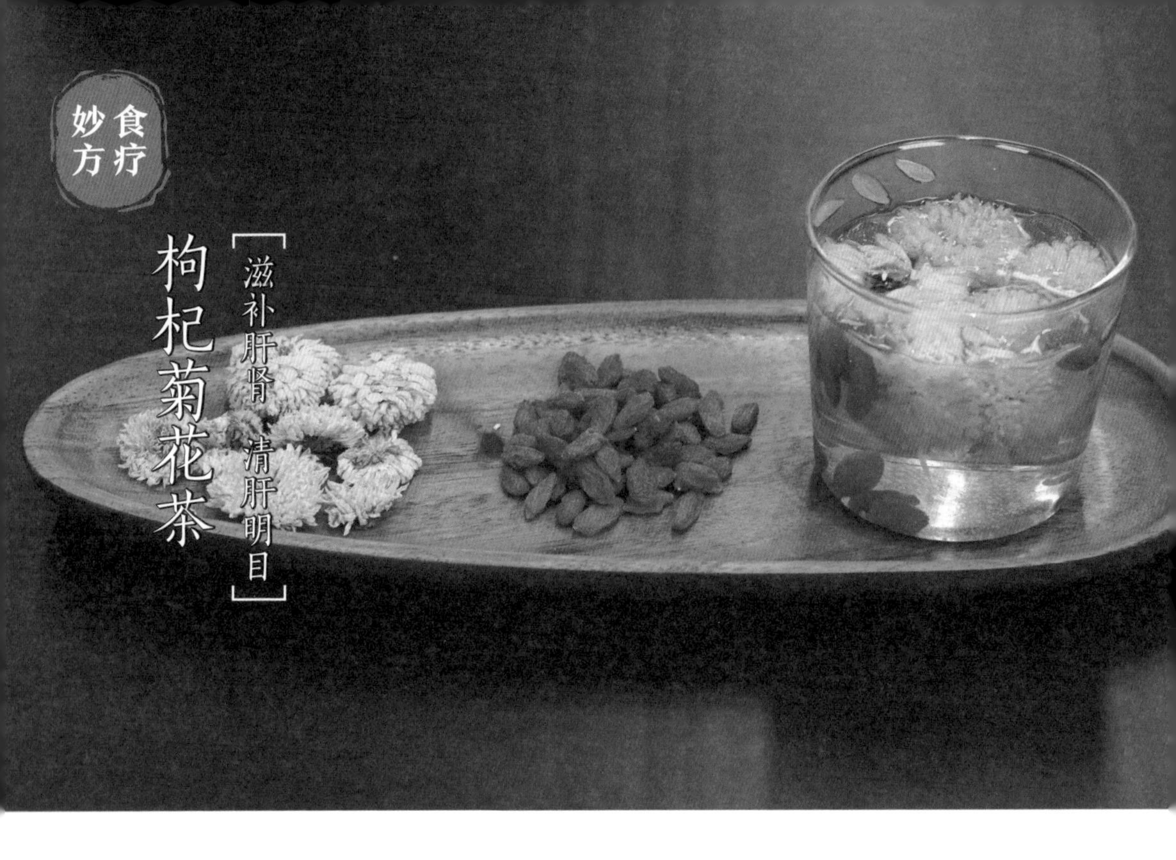

主要食材

枸杞子 10 枚，菊花 5 朵。

具体做法

1. 先将上述食材用开水冲泡，倒掉浮水，名曰洗茶。
2. 再加入开水浸泡 5 分钟，即可饮用。

养生功效

春分与惊蛰同属仲春，此时肝气旺、肾气微，容易出现腰膝酸软、五心烦热等症状。枸杞子养肝肾、补虚劳、强筋骨；菊花清心明目生津，两者合一做成茶饮，可以滋补肝肾、清肝明目，起到抗衰老、降“三高”等功效。

注意事项：枸杞菊花茶需要随泡随饮，不应隔夜饮用，另外忌与鸡肉、猪肉等肉类同食。

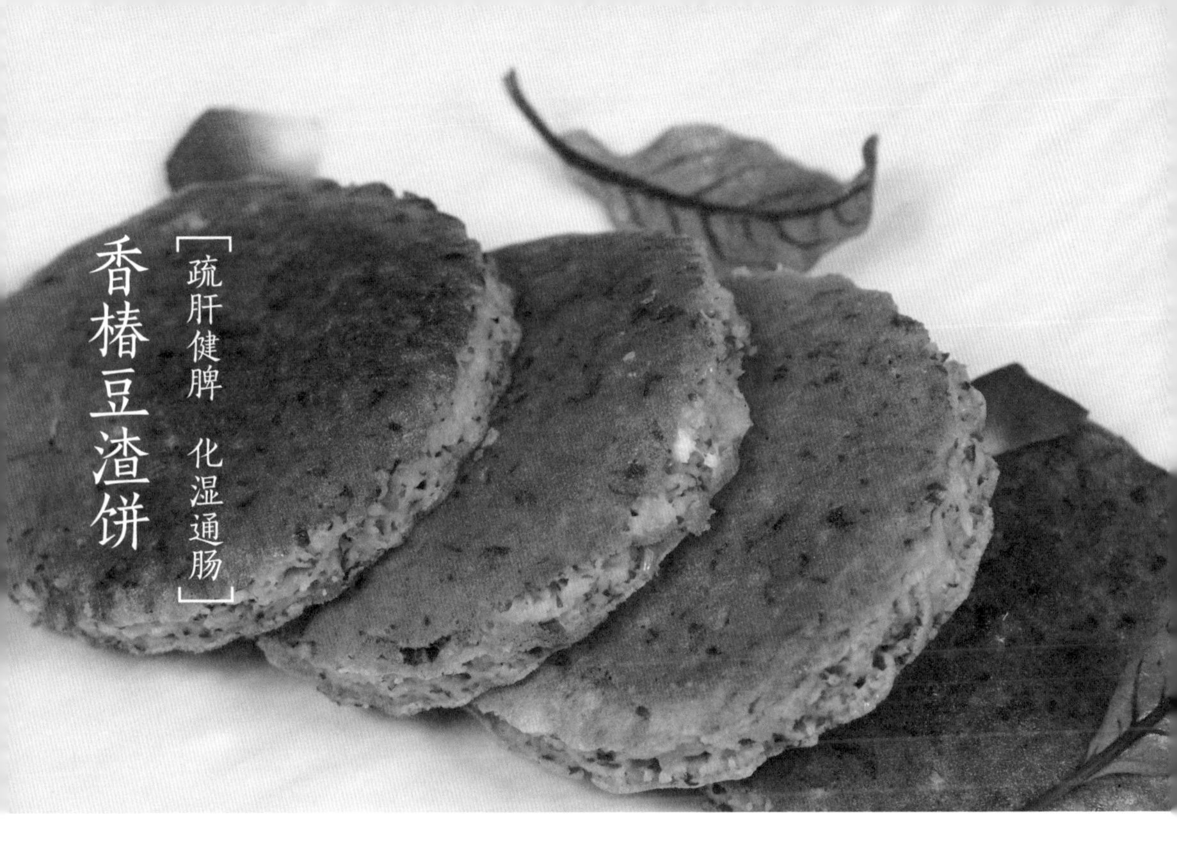

香椿豆渣饼

［疏肝健脾 化湿通肠］

主要食材

嫩香椿芽 100 克，鸡蛋 1 个，豆渣（自家打完豆浆后留用）、面粉、胡椒粉、盐、酱油、植物油各适量。

具体做法

1. 嫩香椿芽洗净、切碎，放入豆渣、面粉，打入鸡蛋，撒入胡椒粉、盐，滴几滴酱油，加适量水搅成面糊。

2. 平底锅热锅放植物油，用小勺舀一勺面糊，用勺的反面将其摊成小饼，一面煎好后再煎另一面，两面煎成金黄色即可。

养生功效

香椿是一味良药，其味辛甘稍苦、性质平和微温，有化湿杀虫、健脾理气的功效。鸡蛋、豆渣具有补气养血、补脾益气的功效。此品适用于春分前后有精神萎靡、身疲乏力、食欲不振、大便不畅等症者调养食用。

注意事项：香椿为发物，可能导致宿疾发作或加重。慢性疾病患者，尤其是过敏体质者应少食或不食。

穴位养生方法

《素问·四气调神大论》云："圣人不治已病治未病"，其主张在疾病未发之时积极做好各种预防工作，以达到养生保健的目的。所以春季养生要顺应阳气升发、万物俱生、推陈出新的特点。

开穴通络法

操作方法

用食指或拇指点按两侧太冲穴、三阴交穴、足三里穴各 6 次。

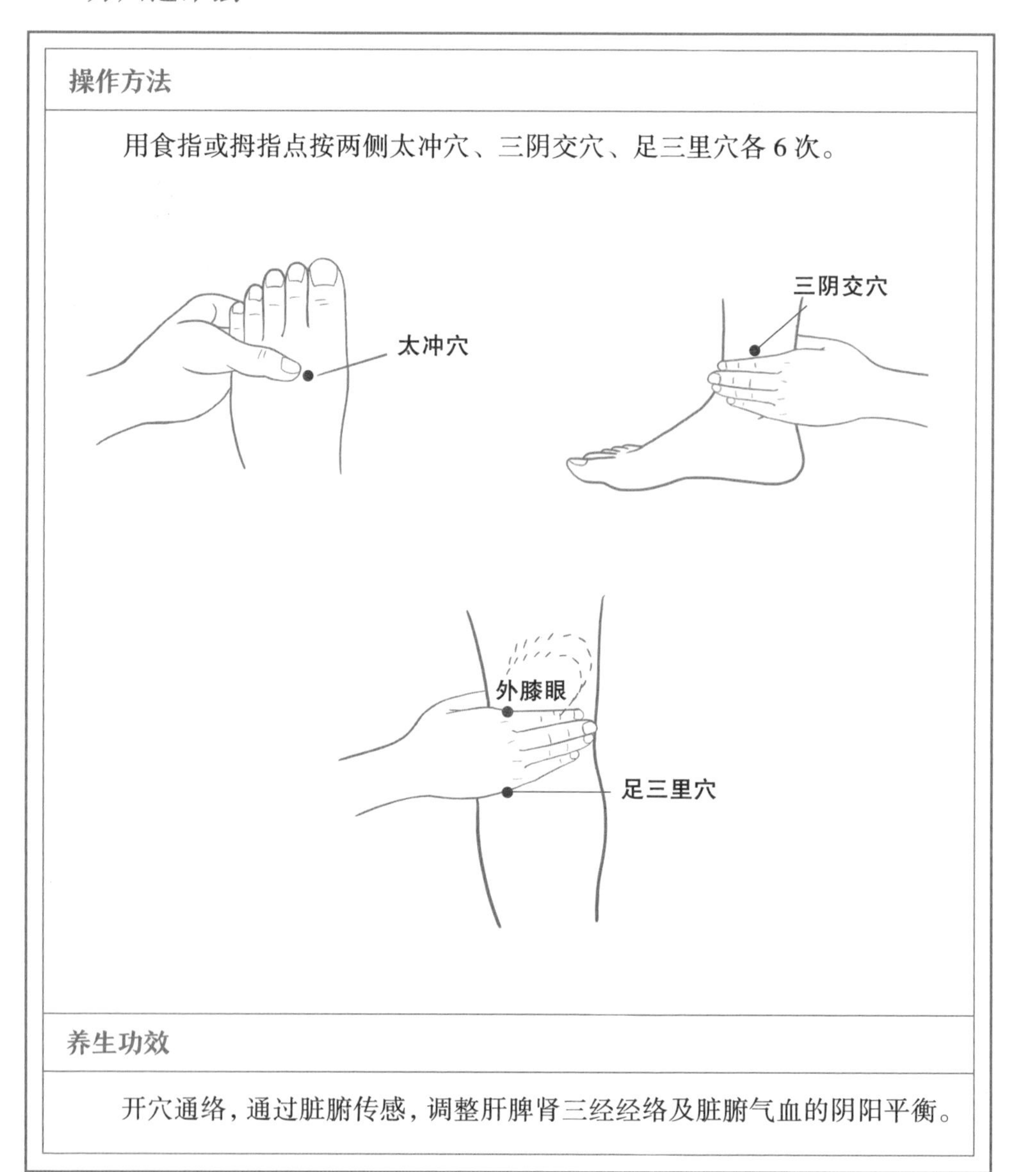

养生功效

开穴通络，通过脏腑传感，调整肝脾肾三经经络及脏腑气血的阴阳平衡。

春分导引法

操作方法
1. 每日早晚，取平坐式，两手掌按在腿上。 2. 吸气时，两臂向左前侧和右前侧抬至肩平，头颈向右后侧或左后侧扭转，双目随之向后视。 3. 稍停后呼气，两臂回落，头颈回旋，恢复原坐式。 4. 稍停，再吸气， 两臂横担与肩齐平，手心朝前，深呼吸、鼓漱、咽津各 9 次。 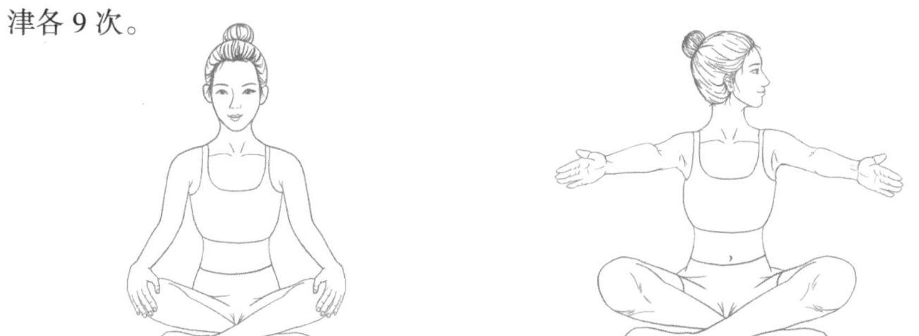
养生功效
此法可防治胸肋肩背痛、牙痛颈肿、寒栗、热肿、耳聋耳鸣、皮肤瘙痒等。

运动调护

《素问·至真要大论》曰："谨察阴阳所在而调之，以平为期。"意思是说，人体应该根据不同时期的阴阳状况，使内在运动与外在运动保持一致，即使脏腑、气血、精气的生理运动与脑力、体力和体育运动的"供销"关系保持平衡。

结语

春分时节大自然阴阳各半、昼夜平分，除了应遵从春夏养阳、秋冬养阴的大原则，大家在保健养生时还应注意保持人体的阴阳平衡状态。春分时节是协调机体功能的重要时机，饮食要注意清淡，多吃时令菜，可根据个人体质搭配饮食的气味温凉，以达到"以平为期"。平时要注意多进行户外运动，感受春分勃勃升发的阳气，保证肝气条达、安神养气。

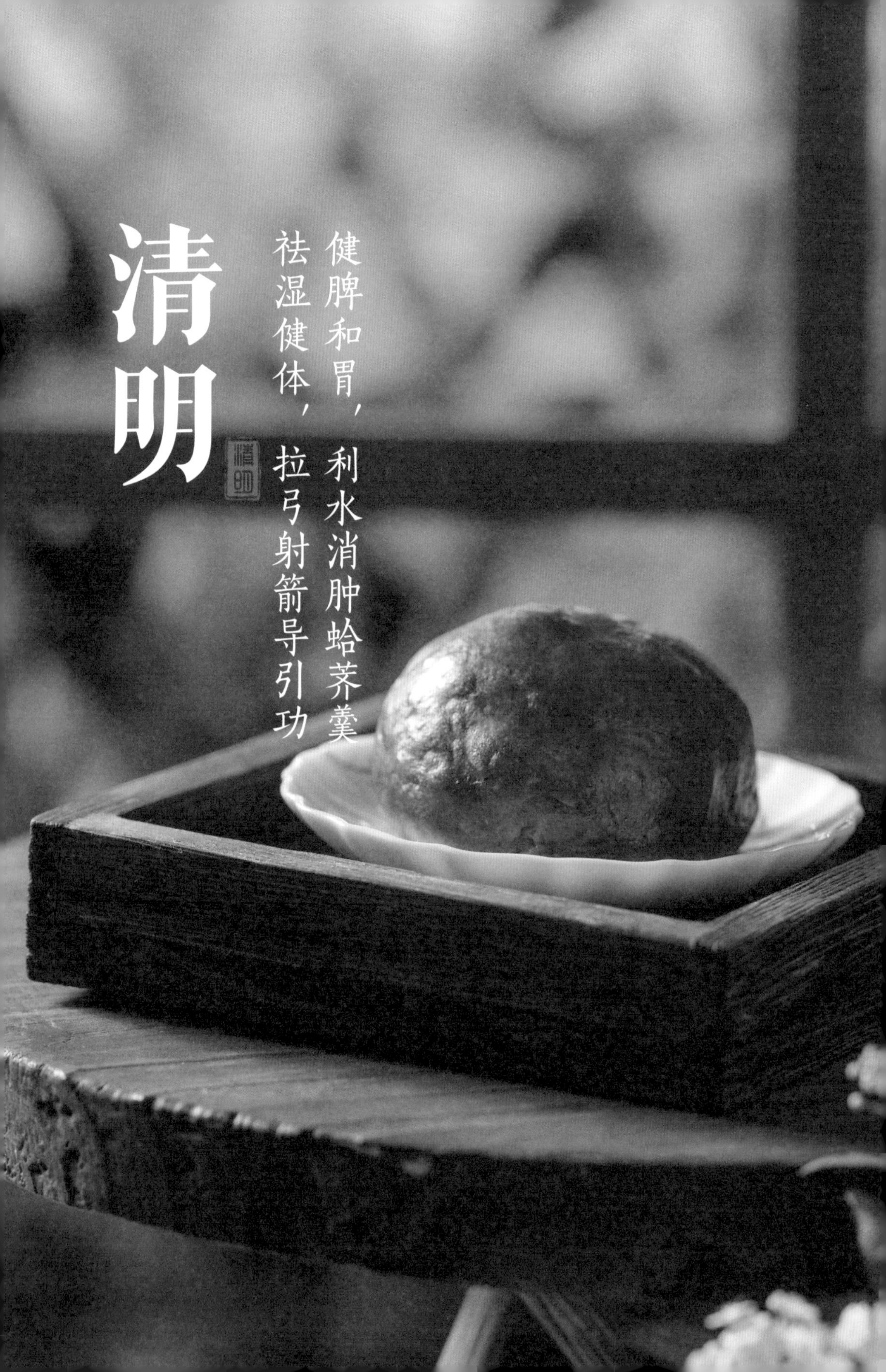
清明
健脾和胃，利水消肿蛤荠羹
祛湿健体，拉弓射箭导引功
清明

清明的来历

清明是二十四节气中的第 5 个节气，在每年阳历的 4 月 5 日左右，此时太阳达到黄经 15°，古时又称为“踏青节”“三月节”。历书有记载清明名字的来源，“春分后十五日，斗指丁，为清明，时万物皆洁齐而清明，盖时当气清景明，万物皆显，因此得名”。

清明，在仲春与暮春之交，既是春耕春种的大忙时节，也是庄稼生长的关键时候，自然万物显出勃勃生机，所以有谚语说：“清明时节，麦长三节。”“清明前后，种瓜种豆。”在这一节气里，人们常常用扫墓、祭拜等形式纪念祖先，在民间又称清明节为祭祖节、扫墓节。传统的清明节大约始于周代，已经有 2 500 多年的历史，后来寒食与清明合二为一，寒食也成为清明的别称，变成清明时节的一个习俗，清明之日不动烟火，只吃冷食。

清明的养生方法

起居方面的养生

清明时节潮湿多雨，湿气较重，湿邪是身体不适的重要起因。因此，这一时期起居防潮非常重要，尤其是在早晚两个时段，空气湿度较高。此时，人体腠理开始变得疏松，对寒邪抵抗能力也有所减弱，所以在清明时节，不可以骤减衣服。在中午和下午时可以开窗通风，早晚要及时关窗。

中医认为，人应四时。春季万物生长，机体也是如此。从中医角度来说，吐纳调息对人体阳气增长非常有益。因此，建议大家穿着宽松的衣服，多到空气清新的地方，比如公园、广场、树林、山坡等，可慢走、打拳、做操，尽量多活动，使阳气增长有路。立春之后，体内肝气随着春日渐深而愈加旺盛，在清明之际达到最旺。常言道，过犹不及，如果肝气过旺，会对脾胃产生不良影响，妨碍食物的正常消化吸收，还会造成情绪失调、气血运行不畅，从而引发各种疾病。此外，这段时间还是高血压病和呼吸系统疾病的高发期，大家要予以重视。

饮食方面的养生

在清明时节，南方人喜欢吃青团。青团是用糯米粉和艾草汁混合制成的，颜色深绿，内包糖馅或豆沙，有散热解毒的作用。但是，糯米难化，喜爱青团的朋友切记不要多吃。

清明前后雨水渐多，建议大家多吃一些清热除湿的时令蔬菜。比如，油麦菜、菠菜、茄子、茼蒿、韭菜、香菜、茴香、莴笋、山药等，也可多食用荠菜、茵陈、柳芽、芝麻叶等野菜。另外，也可多吃苹果、橘子、枇杷、菠萝、甘蔗等水果。仲春时节阳气升发，辛味食物有助于阳气发散，但是不应食用燥烈的食物，如花椒、胡椒、辣椒等。肥甘厚味之品也应少吃。

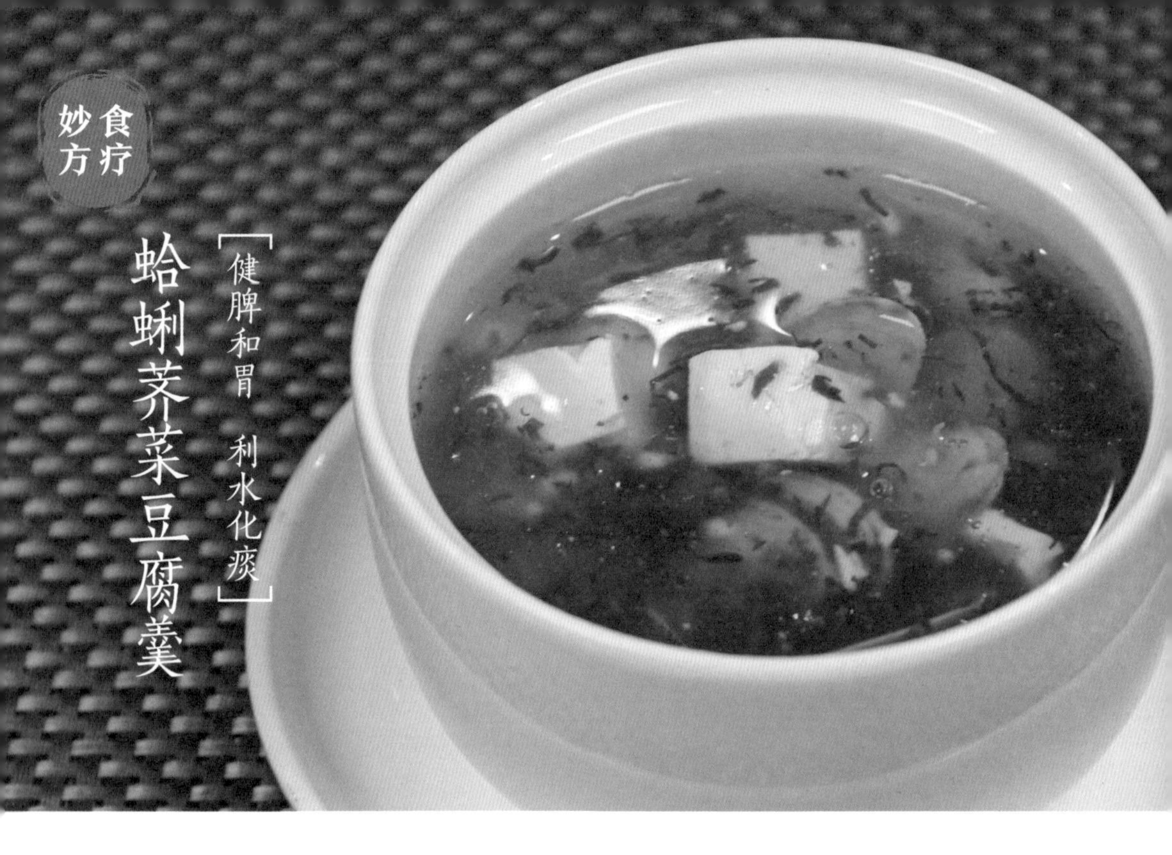

蛤蜊荠菜豆腐羹

健脾和胃　利水化痰

主要食材

蛤蜊 250 克，荠菜 100 克，豆腐 100 克，姜丝、葱花、盐、酱油、香油和料酒少许。

具体做法

1. 蛤蜊去壳、洗净，用盐、料酒、姜丝腌制备用。

2. 把荠菜洗净撕碎备用，豆腐切丁焯水备用。

3. 锅内加油，倒入蛤蜊翻炒，加入少许的酱油和适量的水，放入豆腐丁，用慢火炖制成羹，再加入荠菜、葱花、姜丝，最后加少许香油调味即可。

养生功效

蛤蜊具有滋阴润燥、软坚化痰的功效。荠菜具有健脾利水、明目降压的作用，可用于防治腹泻水肿、血便血淋、目赤肿痛诸症。豆腐益气和中，还含有丰富的蛋白质。家庭常煲此羹可以降压降脂、辅助治疗水肿等多种疾患。

注意事项：该菜品建议每周食用 1 ～ 2 次。脾胃虚寒、腹泻者少用；对海鲜过敏者，湿疹、痛风及恶性肿瘤患者忌用。

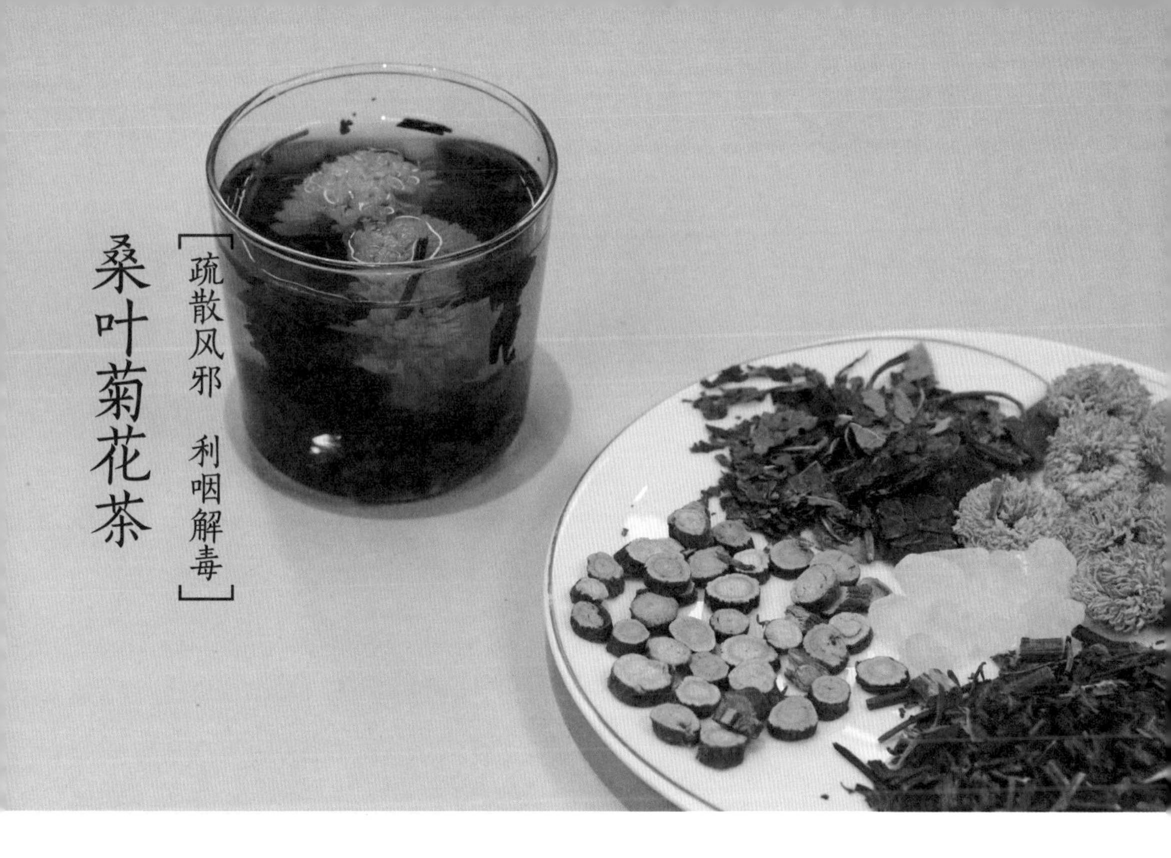

桑叶菊花茶

［疏散风邪　利咽解毒］

主要食材

桑叶 3 克，黄菊花 3 克，薄荷 3 克，生甘草 3 克，冰糖适量。

具体做法

将上述食材（除冰糖外）洗净，放杯中，开水冲泡。代茶饮用，随喝随添水，至味淡为止。根据需要，可加入适量冰糖。

养生功效

桑叶、菊花常搭配治疗风热感冒等表证。甘草生用，一者解表利咽，二者清小肠实火。几者同用，上清解，下清利，尤其适于清明前后伤风受热所致发热恶风、咽痛咳嗽、眼目红赤，小便短赤涩痛等病症的调治。

注意事项：制作该茶饮应使用黄菊花。身热较甚、出汗较多者，去掉薄荷；咽痛不重或无小便短赤涩痛者，可减少甘草用量。

穴位养生方法

清明节又叫踏青节，运动可以说是祛湿健体的最佳方法。正所谓动则生阳，运动令体内阳气升发，血脉通畅，特别是运动出汗可以使身体加快排出湿气和新陈代谢。清明时节适合春游、放风筝、打太极、散步、慢跑、快走等节奏和缓的运动，注意不宜剧烈运动。

拉弓射箭导引功法

操作方法

1. 以平坐式坐在椅子上。双手握拳，两臂打开，与肩平齐，右臂折叠胳膊肘向右拉，左臂向左伸引，头向左转，目视左手，想象你在拉开一个硬弓。

2. 稍停片刻，换边再做一次，左右交替做 7 ~ 8 次，然后叩齿、深呼吸、咽津各 3 次。

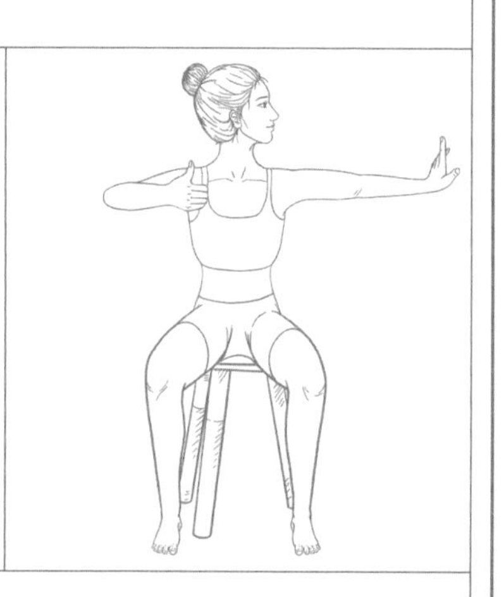

养生功效

此导引功，可以防治肠胃虚邪积滞、耳聋、咽痛、颈痛不可回顾、肩臂酸痛、腰背酸软等症状。建议大家在清明时节，每天早晚各做 1 次。

擦胁肋

操作方法

双手置于两肋，尽量吸气后，从腋下到肚脐方向，反复摩擦 5 分钟。以手掌根部的压力刺激期门穴、日月穴、带脉穴等穴位。以皮肤微微发红有透热感，两肋稍感酸胀为度。擦完以后揉四门（双侧期门穴、章门穴）。

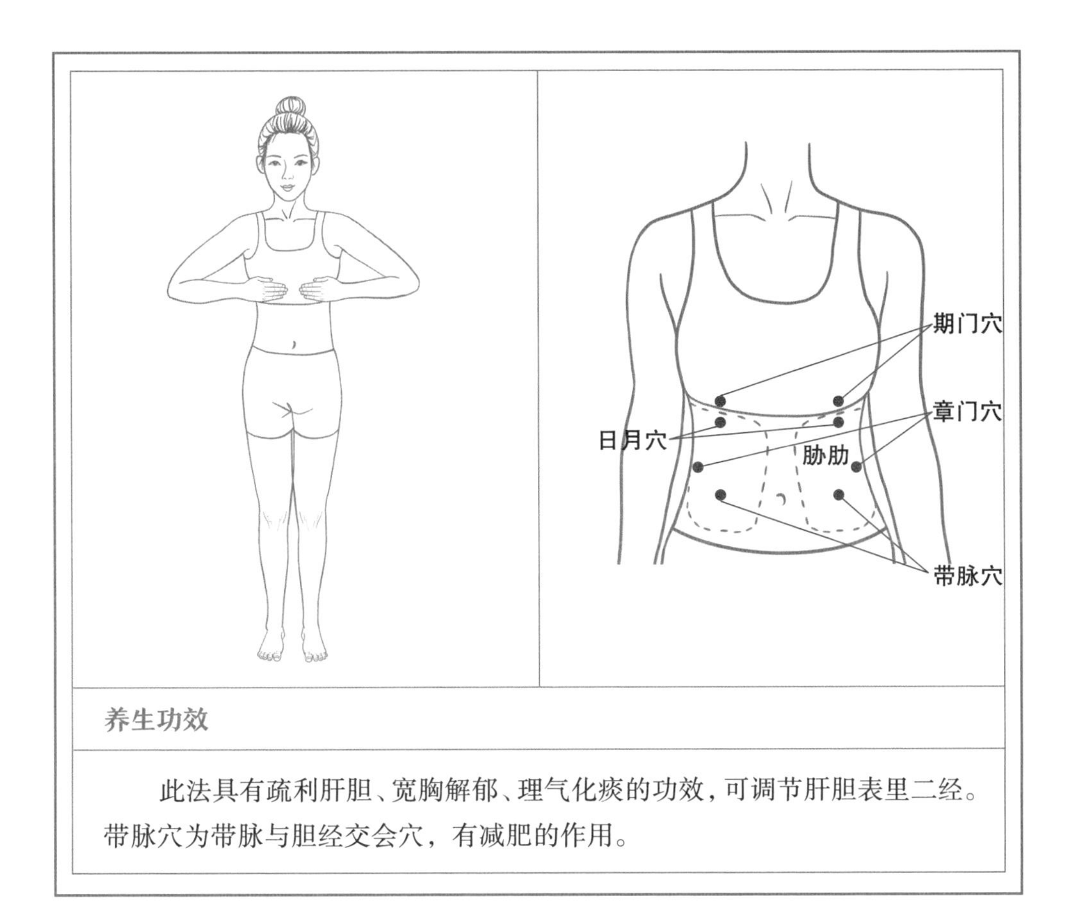

养生功效

此法具有疏利肝胆、宽胸解郁、理气化痰的功效，可调节肝胆表里二经。带脉穴为带脉与胆经交会穴，有减肥的作用。

结语

清明时节潮湿多雨，起居防潮很重要，不可骤减衣服。此时肝气达到最旺，饮食上应当重在养肝、清肝。此时也是“春瘟”流行时节，有意识地调整作息，积极进行户外运动，既能舒筋活络、畅通气血，还能畅达心胸、怡情养性、增强抗病能力，达到养生保健的目的。

谷雨

谷雨

养阴清热，生津和胃美肤茶

提升阳气，疏通气血理三焦

谷雨的来历

元代吴澄所撰《月令七十二候集解》中记载，“三月中，自雨水后，土膏脉动，今又雨其谷于水也……盖谷以此时播种，自下而上也”。谷雨是二十四节气中的第 6 个节气，一般在阳历 4 月 19 日左右，也是春天最后一个节气。此时太阳达到黄经 30° 。俗话说“谷雨生百谷”，此时最重要的物候之一就是人们开始割麦插禾了。“清明断雪，谷雨断霜”，谷雨降雨增多，空气中的湿度也逐渐加大，此时节南方地区“杨花落尽子规啼”，柳絮飞落，杜鹃夜啼，寒潮天气基本结束，昭示着暮春的到来。

谷雨的养生方法

起居方面的养生

谷雨到来以后，天气忽冷忽热，此时若像夏天一样穿衣服，湿气很容易从裸露的部位进入体内，进而导致感冒。尤其是早晚与中午的温差相当大，因此早晚要注意保暖，老人和孩子尤其要注意这点，可以适当调整衣物，早晚多穿一件衣服。

对于捉摸不定的天气，也有很多家长宁可给孩子多穿，也不愿意让孩子冻着，说是“春捂”。但是，“春捂”也应有度，15℃是“春捂”的临界点，超过15℃就应该减衣服，不能再“捂”了，否则就会诱发“春火”，孩子体内产生的热与潮湿相遇，也容易生病。

谷雨时节，阳气渐长，阴气渐消，要早睡早起，不要过度出汗，以调养脏气。另外，由于谷雨时节雨水较多，要注意预防湿邪侵入人体，以免出现肩颈痛、关节疼痛、脘腹胀满、不欲饮食等病症。

✿ 饮食方面的养生

谷雨时节人们外出相对频繁，全身阳气容易升发外越，特别是阴虚的人，多因虚阳上扰，清窍被扰，而出现口干舌燥、鼻干目涩、耳鸣等症状。此时，润养脏腑十分重要。所以，谷雨养生的原则就是要注意对脾土的保养和肾阴的滋养。

首先，要避免食用生冷油腻、辛辣刺激的食物，保护脾胃，少吃酸味食物，多吃甘味食物。其次，谷雨节气后降雨增多，空气中的湿度逐渐加大，中医讲的"湿气"又开始蠢蠢欲动，一旦人体尤其是脾脏受到湿邪的影响，很容易感到不适，因此要多吃健脾祛湿的食物，如山药、赤小豆、薏苡仁、扁豆等。谷雨期间也可进补，但要以平补为原则。

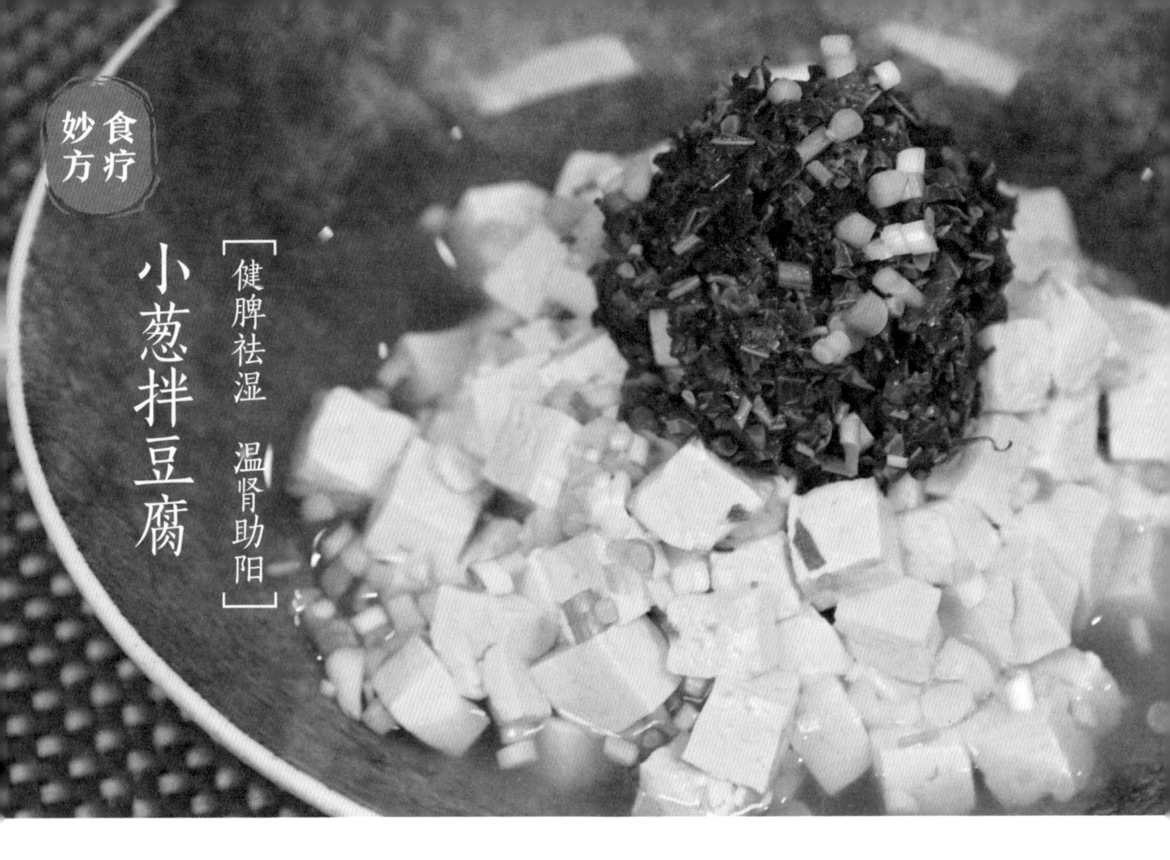

主要食材

香椿 30 克，葱白 10 克，卤水豆腐 100 克，盐，香油。

具体做法

1. 将香椿洗净，焯水断生，撒上盐，腌制备用。

2. 将卤水豆腐切成小方丁，焯水装盘备用。

3. 将香椿切碎，撒在豆腐上。再将葱白切碎撒在豆腐上。最后，加一点盐，滴入香油即可食用。

养生功效

该菜品具有健脾祛湿、温肾助阳的作用。现代研究发现，香椿富含挥发油等芳香族化合物，可以健脾开胃，增加食欲。此外，香椿也可以清利湿热。豆腐益气补虚功效卓著。春季食用本菜品可以增强免疫力、抗衰老。

注意事项：脾胃虚寒、手脚发凉、皮肤过敏、口舌生疮者禁食。

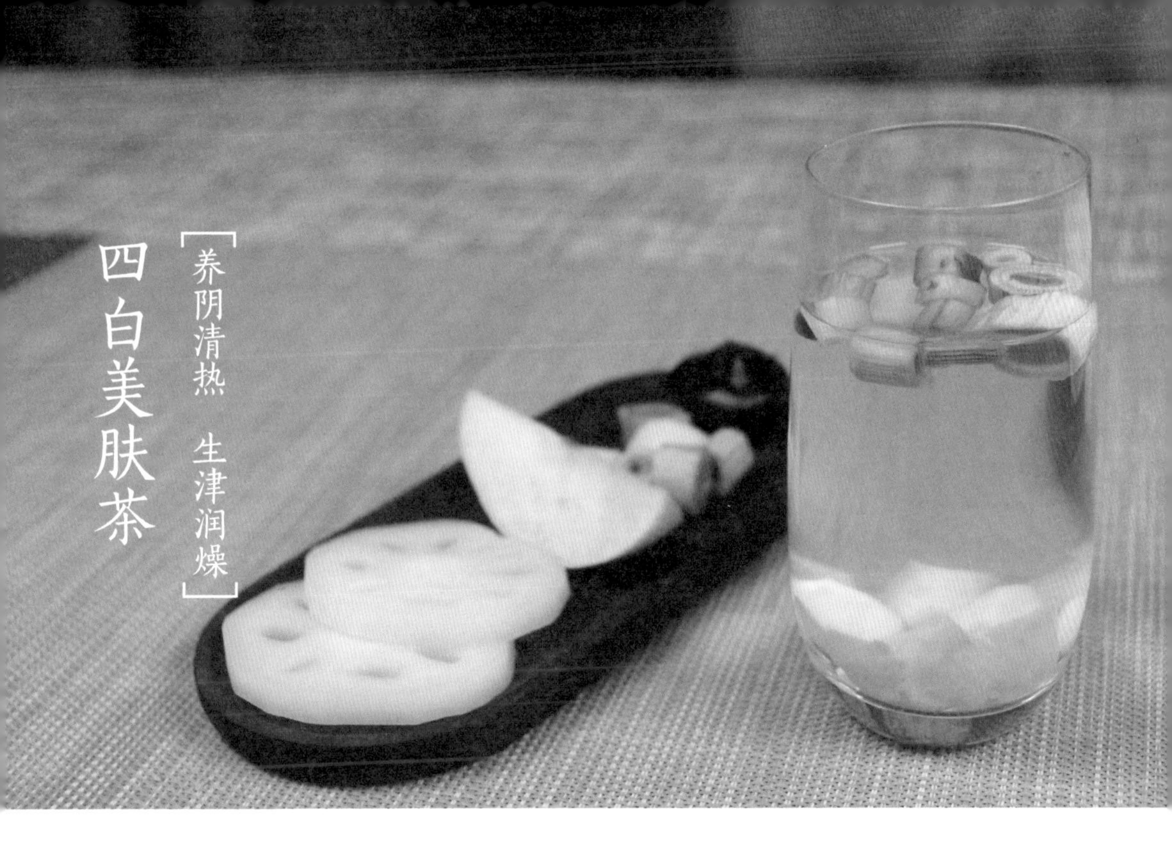

四白美肤茶

【养阴清热　生津润燥】

主要食材

鸭梨半个、去皮荸荠 5 个、去皮莲藕 30 克，鲜芦根 15 克。

具体做法

莲藕切成丁，把鸭梨、荸荠、莲藕和鲜芦根一起用 1 000 毫升的清水煎煮，煮到剩余 500 毫升的茶汤时即可，待汤放至温热以后即可饮用。汤中的梨和荸荠也可食用。

养生功效

本方出自清代名医吴鞠通。鲜芦根可清热除烦、生津止渴；鸭梨为“百果之宗”，也是止咳化痰佳品；荸荠、莲藕能够清热生津，消积益胃。谷雨时节煮泡此茶可以生津去热、止渴除烦。

注意事项：此茶建议在谷雨时节开始服用，每周喝 2 ～ 3 次。脾胃虚寒、腹痛腹泻者慎用。

穴位养生方法

中医讲究春夏养阳，秋冬养阴。春天总给人一种万物生长、蒸蒸日上的景象，此时野外空气特别清新，正是采纳自然之气用于养阳的好时机，而运动是养阳最重要的一环，可以增加身体的新陈代谢和出汗量，使气血通畅，郁滞疏散，祛湿排毒，提高心肺功能，增强身体素质，减少疾病的发生，使身体与外界达到平衡。谷雨时节阳气逐渐旺盛，人体气机运转也逐渐动员起来，一些导引气机升降的功法可以适时而用。春阳应于肝，又容易引起肝阳上亢，所以养肝也是该时节保健的重点。

双手托天理三焦

操作方法

1. 两臂外旋，微微下落，两掌五指分别在腹部前交叉，掌心向上，目视前方。

2. 上动不停，两腿缓缓挺膝伸直，同时，两掌上托，直到胸前，两臂随之内旋向上托起，掌心向上，抬头，目视前方。

3. 两臂继续上托，肘关节伸直，目视双掌，随后下颌微收，头部保持中正，目视前方。

4. 身体重心缓缓下降，膝关节微屈，同时十指慢慢分开，两臂分别向身体两侧下落，两掌捧于腹前，掌心向上，目视前方。如此反复 6 次，可以在谷雨时节每天早上做 1 次。

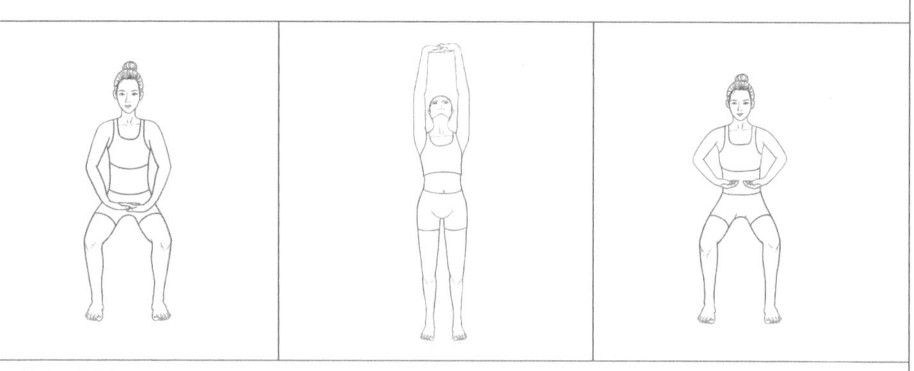

养生功效

此法具有提升阳气、疏通气血的作用，非常适合谷雨时节操作。

推肝经

操作方法	
足厥阴肝经经过大腿内侧，盘坐或脚掌相对坐于床上，将大腿的根部压住，沿着大腿内侧肝经的位置，双手交叠，重复推进，稍用力由大腿根部向前推到膝关节，推至大腿内侧微微发热酸胀，然后换另一条腿以相同的方法推擦。可以隔着裤子，也可以在皮肤上涂润肤油或专用精油推擦。建议每天睡前饭后各做 1 组。	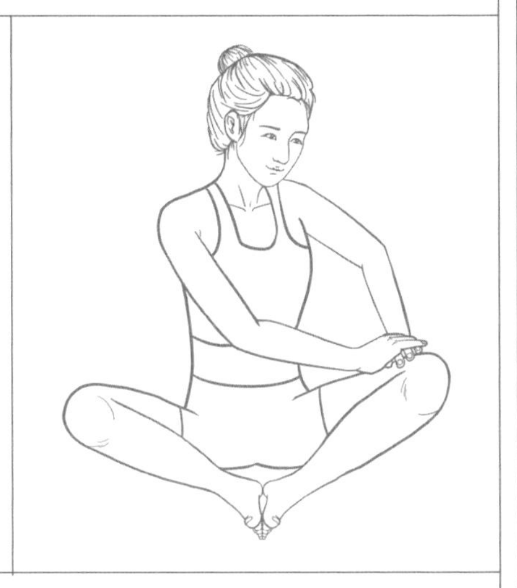
养生功效	
疏泄肝经伏火，滋养肝血肝气。推肝经时也可以刺激太阴脾经血海穴、箕门穴，起到健运脾阳，防止肝克脾土的作用。该手法尤其是对肝经火旺类型的口苦咽干、目赤肿痛、两胁胀满有较明显的效果。	

○ 情志养生

在谷雨时节，肝肾处于较弱的状态，所以要加强对肝肾的保养。在精神情志养生方面，还要重视精神调养，不要暴怒，更不要忧郁，要多开阔心胸，保持恬静的心态，陶冶性情，切勿忧愁焦虑，以防肝火萌动。

○ 结语

谷雨是春季最后一个节气，阳气渐长，阴气渐消，冷热变幻，要注意保暖，但切忌汗出当风，以调养脏气。不同于惊蛰、清明时期的阳气迅猛升发，谷雨时节的阳气回转于阴气之间，这个时节雨水较多，湿热交杂，要注意防风防潮，避免湿邪侵入人体，不饮冷贪凉也有助于全身阳气正常升发。

立夏

清心养神，健脾祛湿荷叶鸡

潜阳敛阴，精充神宁护心操

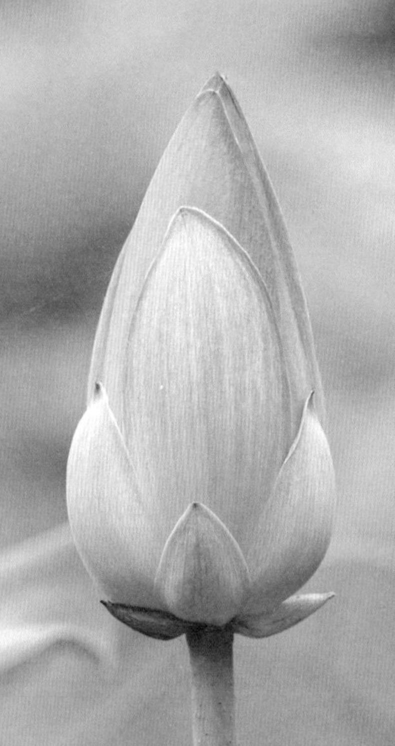

立夏的来历

“立夏”最早见于战国末年，是农历二十四节气中的第 7 个节气，也是夏季的第 1 个节气，预示着夏天的正式开始。此时太阳到达黄经 45°，古书记载：“斗指东南，维为立夏，万物至此皆长大，故名立夏也。”宋朝诗人笔下就有对立夏的生动描绘，“四时天气促相催，一夜薰风带暑来。陇亩日长蒸翠麦，园林雨过熟黄梅。”明人《遵生八笺》一书中写有：“孟夏之日，天地始交，万物并秀。”这时日照增加，温度逐渐升高，雷雨增多，夏收作物进入生长后期，冬小麦扬花灌浆，油菜接近成熟，夏收农作物进入了茁壮成长阶段。

立夏的养生方法

起居方面的养生

立夏标志着漫长的夏天就要开始了。四季中夏天属火，火气通于心，加上气候炎热，汗液外泄，易耗伤心气，令人烦躁不安，所以，立夏养生要注意“养心”。中医所说的“心”，除了心脏，还包括心理因素。夏季养生莫若养性，保持淡泊宁静的心境，避免心火内生极为重要，正所谓“心静自然凉”。养心，就要静养。早睡早起，避免大量出汗，“汗”出伤阳。切忌大悲大喜，以免伤心、伤身、伤神。

此外，夏季还是皮肤病的多发季节。应对皮肤病，要常洗澡、勤换衣服；被子、毛巾等要经常漂洗消毒；尽量少到蚊虫多的地方。夏季也是细菌性痢疾、急性肠胃炎、食物中毒等胃肠疾病的高发期，应注意饮食卫生，多喝开水，少吃冷饮。

夏季天气炎热，心情急躁，不容易入睡，有一个助眠的药枕叫“菊花安眠药枕”。

制作材料

菊花 100 克、川芎 100 克、决明子 300 克、白芷 200 克、蚕沙 300 克。

具体做法

将上述草药用棉布袋装好封口，做成枕芯，通过挥发，释放药效，有舒筋活络、疏散风热、清利头目的功效。适用于目暗昏花、老花眼、神经衰弱、血压高、偏头痛、失眠的人群。做好的枕芯可以使用 3 个月。

饮食方面的养生

立夏之后，天气逐渐转热，在饮食方面，应该坚持“增酸减苦、补肾助肝、调养胃气”的原则，“宜清淡而远厚味”。

夏季气温高，人体丢失的水分多，必须及时补充。除了多喝水，多吃富水蔬菜也是不错的选择。富水蔬菜中，最值得推荐的是瓜类蔬菜，如黄瓜、佛手瓜、丝瓜和南瓜。从五行的角度来看，“春木色青，夏火色红，秋金色白，冬水色黑，长夏为土其色黄。”可见，夏令红色为多，像樱桃、番茄、西瓜、胡萝卜等果蔬之所以能成为应季食品，与人身心所需的补益养分恰好相关，这也是自然造化的奇妙所在。

按五行规律，夏天心火旺而肺金、肾水较弱，要注意补养肺肾之阴。可选用枸杞子、生地黄、百合、桑椹、麦冬及酸收肺气药，如五味子等，可防出汗太过，耗伤津气。

此外，夏日气温高，人体心火较旺，因此常用具有清热解毒、清心火作用的药物，如薄荷、金银花、连翘、荷叶等，适量地泡茶喝，有清热祛暑的功效。

“不饮立夏茶，一夏苦难熬”，我国江西一带就有立夏饮茶的习俗。立夏喝茶，绿茶可谓是首选，此时也是农家开采茶树嫩条的好时节。

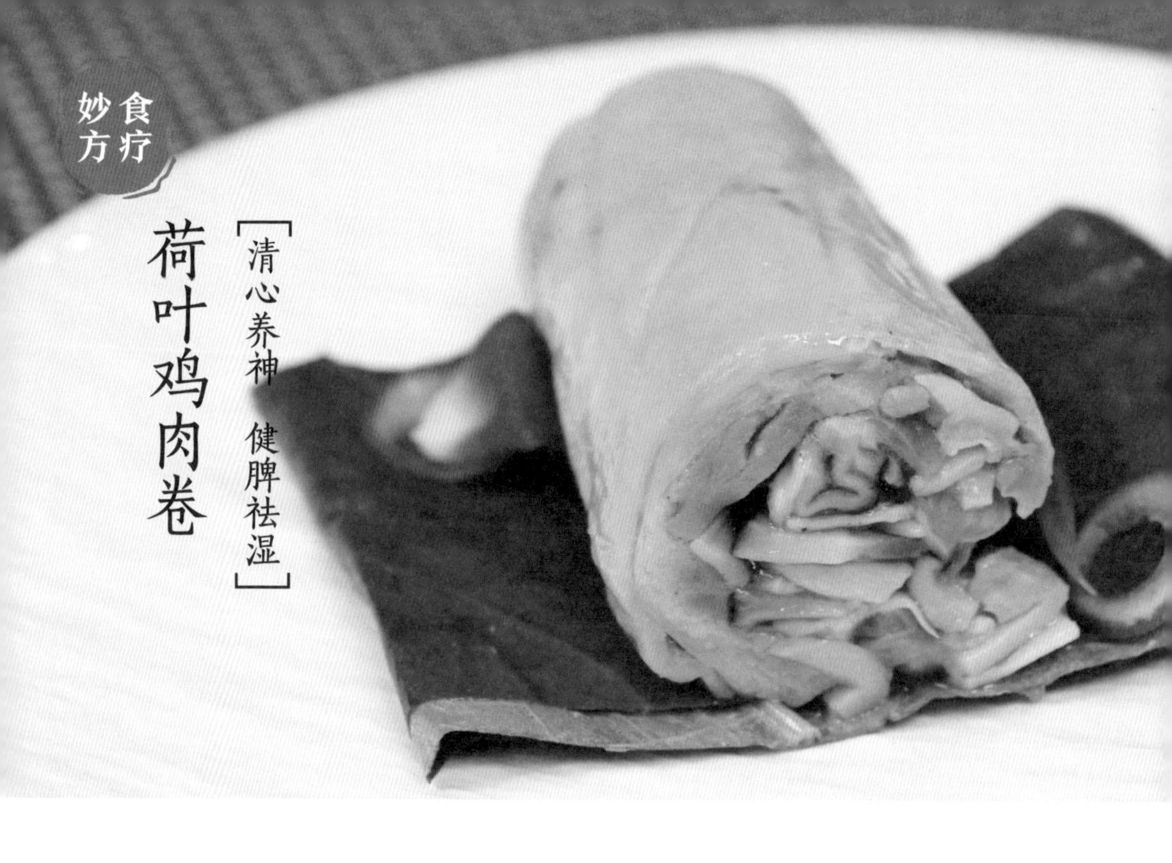

荷叶鸡肉卷

【清心养神　健脾祛湿】

主要食材

鲜荷叶 2 张，剔骨鸡肉 100 克，青笋 100 克，蘑菇 20 克，糯米粉 100 克，盐、鸡油、黄酒、葱、姜、胡椒粉、香油各适量。

具体做法

1. 把鸡肉、青笋、蘑菇均切成薄片，葱切短节、姜切薄片，荷叶洗净，用开水稍烫一下，去掉蒂梗，切成 10 片三角形备用。

2. 把蘑菇用开水焯透捞出，用冷水冲凉，把鸡肉、青笋、蘑菇一起放入盘内，加盐、胡椒粉、黄酒、香油、鸡油、糯米粉、葱节、姜片搅拌均匀。

3. 将上述材料分放在 10 片三角形的荷叶上，包成长方形包，码放在盘内，上笼蒸约 1 小时，若放在高压锅内只需蒸 15 分钟即可。出笼后即可食用。

养生功效

鸡肉具有补虚损、实筋骨、益五脏的功效。荷叶是暑日要药，也是我国南方地区重要的食材，有清暑利湿、升发元气的功效。这道菜可以补脾强身，清心除烦，尤其适合夏季心烦口渴、饮食无味的阴虚患者食用。

注意事项：冠心病、动脉硬化、高脂血症患者不宜食用。

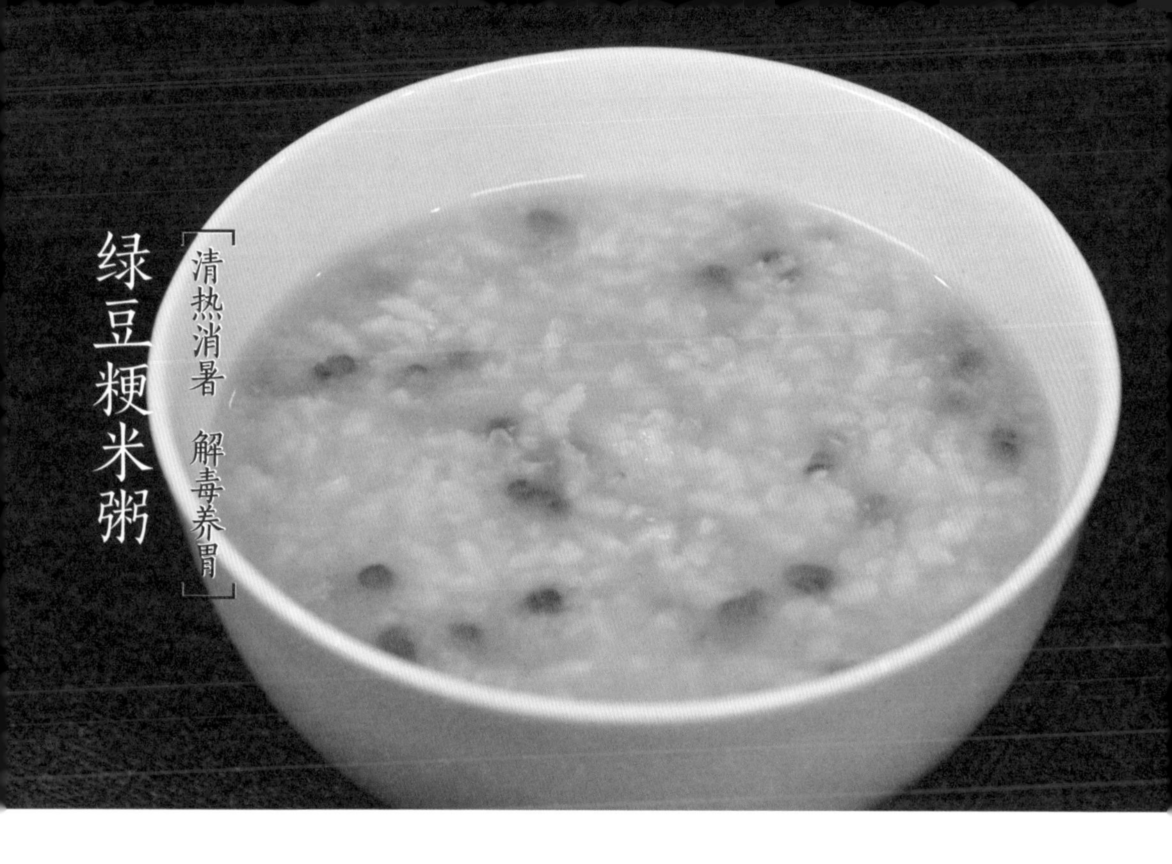

绿豆粳米粥

清热消暑　解毒养胃

主要食材

绿豆 25 克，粳米 100 克，冰糖适量。

具体做法

1. 绿豆、粳米淘洗干净，放入砂锅内，加水适量，用大火烧沸，再改用小火熬煮，直至豆熟米烂。

2. 将冰糖加水化开，兑入粥内，搅拌均匀后即可食用。

养生功效

本方源于《普济方》。方中绿豆清热，兼加粳米护养胃气、冰糖补中调味，合用共奏清热、消暑、解毒之功，且不伤正气。适用于夏季心烦失眠、口渴便干等不适的调养，中暑的预防，以及疮痈肿毒等热毒壅盛病症的调治。

注意事项：因夏日贪凉引起胃寒冷痛、大便溏稀者不可服食。

穴位养生方法

立夏之后天气渐热，随着气温的升高，人体容易出汗。适当出汗，可以降低体温，也可以排毒、美容、减肥。运动的时间宜一早一晚。可以选择一些运动量不太强的项目，比如慢跑，打羽毛球、乒乓球、太极拳等。运动后不要立即喝冷饮，也不要洗凉水澡，避免产生不必要的伤害。

徒手护心操

操作方法

1. 两手重叠，用手心对应心脏，随心脏的跳动，以气感摇动 6 次，注意手心不要对心脏用力。

2. 沿顺时针方向轻轻按摩 36 次。轻咬舌尖，心火自出，因为心开窍于舌。虚火有路可循，阳气潜伏而不外越，方可精充神宁。

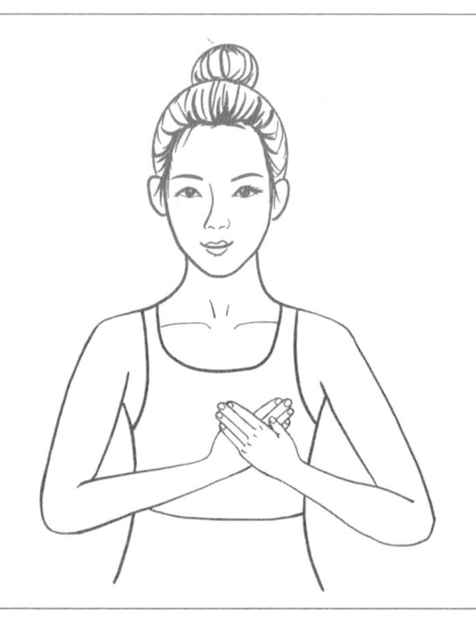

养生功效

因为心与小肠相表里，开窍于舌。通过此方法锻炼，可直接提高心经、小肠经脏腑经络的功能，防治冠心病、高血压病、高脂血症、中风及其后遗症等心脑血管疾病。

叩养心三穴

操作方法

1. 握住拳头，中指指尖对应手掌面的穴位为劳宫穴，无名指与小指指尖中间对应的掌面穴位为少府穴，位于小指指甲根部的穴位为少冲穴。

2. 手握半拳，叩击另一只手掌面靠内侧的位置，可以很好地刺激上述 3 个穴位，宜在早晨和午休起床后进行叩击，每次叩击 30 ~ 50 次均可。

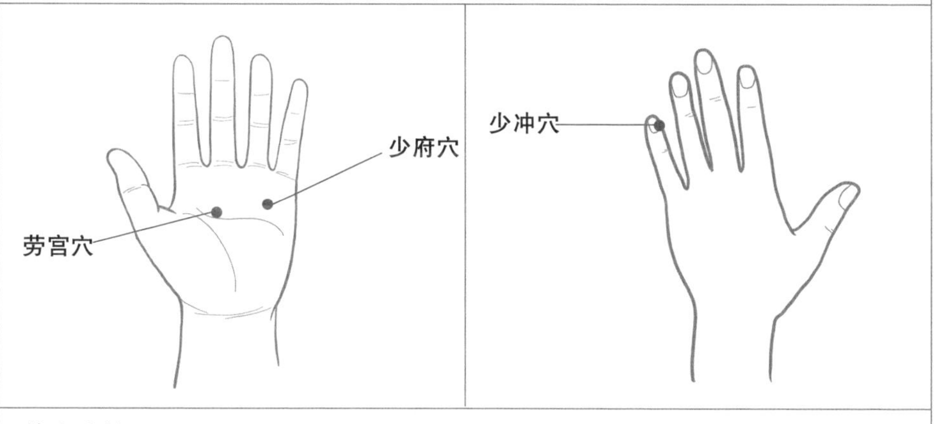

养生功效

夏季属火，其脏应心，养生当以降心火为要，少冲、少府两穴为手少阴心经穴位，劳宫穴为手厥阴心包经穴位。两经穴位都可以清心火、除烦热、安心神。日常叩击这 3 个穴位可以强健心血管功能，也能够缓解夏季心烦失眠、口舌生疮等心火偏亢的症状。

结语

立夏气候炎热，心气通于夏季，养心莫若养性，要保持宁静的心情，避免心火内生。早睡早起，避免大量出汗伤及心阴。情宜开怀，安闲自乐，切忌暴喜伤心。食宜营养清淡，苦辛相合。

小满

祛风散热，健脾开胃苏薄茶

甩手运动，通经活络促循环

小满的来历

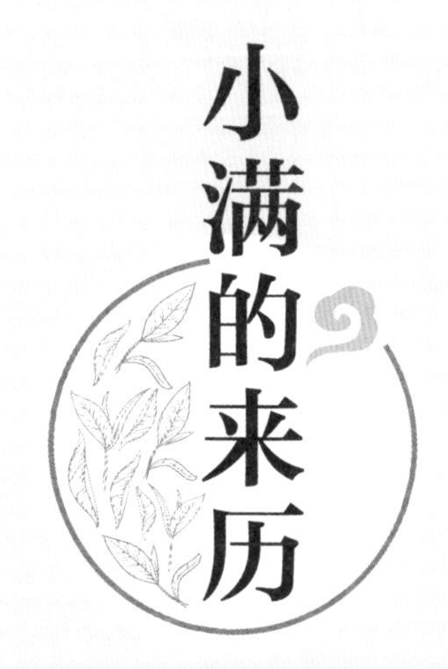

5月20日是夏季的第2个节气——小满，也是二十四节气中的第8个节气。二十四节气里，小暑之后是大暑，小雪之后是大雪，小寒之后是大寒，只有小满之后没有“大满”。届时，斗指甲，太阳黄经达到60°，物至此，我国北方夏熟作物籽粒小得盈满，故称“小满”。

《月令七十二候集解》有言：“四月中，小满者，物致于此小得盈满。”不满，则空留遗憾；过满，则招致损失；小满，就是最幸福的状态。小满的名称还与农作物的成长有关，在南方一些地区，“小满”这一名称还关系到雨水与灌溉，有谚语道“立夏小满正栽秧”“秧奔小满谷奔秋”。此外，古代文人也写有关于小满的诗“夜莺啼绿柳，皓月醒长空。最爱垄头麦，迎风笑落红。”

小满的养生方法

起居方面的养生

小满之后气温明显升高，雨量增多，但早晚仍会较凉，气温日差仍较大，尤其是降雨后气温下降更明显，因此要注意适时添加衣服，尤其是晚上睡觉时，要注意保暖，避免着凉受风而患感冒。同时也应当顺应夏季阴消阳长的规律，早起晚睡，但要保证睡眠时间，以保持精力充沛。

此时人体四肢百骸，因夏劳消耗较多精气，特别需要气血津液的灌溉。脾为后天之本，气血生化之源；胃为水谷之海。脾主运化升清，胃以灌润。

因此，小满时节，一要醒脾强胃，二要养心安神（夏与心相应）。同时，此节气还是皮疹多发季节，肺主气、司呼吸，肺主皮毛，主一身之表，所以小满养生还应注意益气润肺。

饮食方面的养生

小满时节，万物繁茂，生长最旺盛，人体的生理活动也处于最旺盛的时期，消耗的营养物质为二十四节气中之最，所以，应及时适当补益。《黄帝内经》云："诸湿肿满，皆属于脾。"中医认为，像四肢沉重、容易疲劳、失眠、食欲下降、恶心、头晕等问题都与体内湿气淤堵有关，属于脾失健运，需要在湿气萌芽时就消灭掉。脾主运化水湿，脾胃功能好，就能把多余的湿气运化出去。所以，此时养生的重点应该放在健脾祛湿上。

此时，建议大家多吃一些健脾益气、燥湿化痰的食物，使气血生化有源，四肢百骸得以灌溉，五脏六腑适应小满节气的转变。可适当多食用马铃薯、红薯、香菇、山药、栗子、红枣、鸡肉、兔肉、猪肚、牛肚、羊肚、牛肉、桂鱼、泥鳅、粳米、糯米、扁豆、豇豆等。

《黄帝内经》云："夏伤于暑，秋必痎疟。"进入小满节气之后，气温会越来越高，大家喜欢喝冷饮来降温。但过量饮用冷饮会导致腹痛、腹泻等症状。由于小儿消化系统发育尚未健全，老人脏腑机能逐渐衰退，故小孩及老人更易出现上述症状。因此，一定要注意避免过量进食生冷食物。

少食辛辣生湿食物

小满过后，雨水渐多，空气湿热，皮肤也易蕴湿生热，容易引起风疹、风湿疹、汗斑、湿性皮肤病、足癣等。《金匮要略·中风历节病脉证并治第五》说："邪气中经，则身痒而瘾疹。"在饮食方面要少吃辛辣肥腻、生湿助湿的食物。诸如动物脂肪、海腥鱼类、酸涩辛辣、性属温热助火之品及油煎熏烤之物，如生葱、生蒜、生姜、芥末、胡椒、辣椒、茴香、桂皮、韭菜、蘑菇、海鱼、虾、蟹等各种发物和羊肉、鹅肉，要适当节制摄取，避免诱发各种皮肤病，从源头做到"防热防湿""未病先防"。

宜吃苦菜

苦菜是中国人最早食用的野菜之一，也叫败酱草，李时珍称它为"天香草"。苦菜可治疗热症，古人还用它醒酒。苦菜苦中带涩，涩中带甜，新鲜爽口，清凉嫩香，营养丰富，含有人体所需要的多种维生素、矿物质、胆碱、糖类、核黄素等，具有清热凉血和利湿解毒的功效。久服，安心益气，轻身耐老。

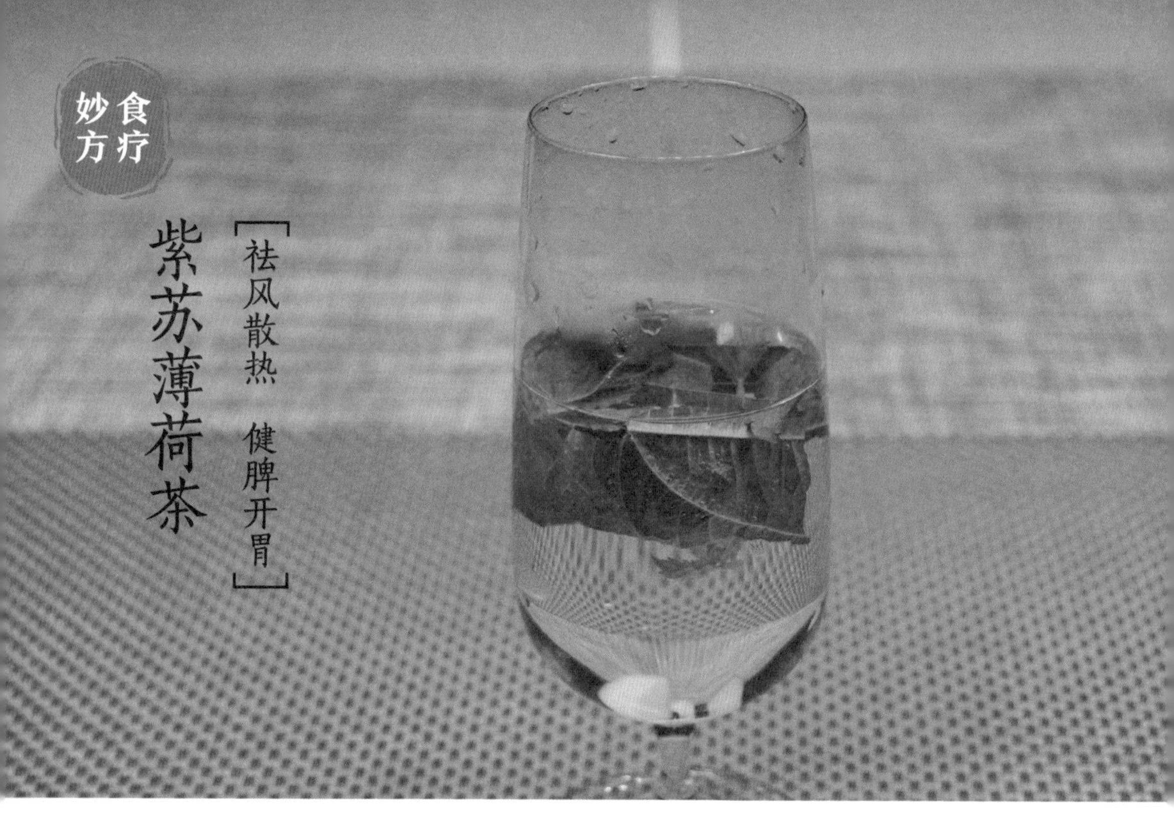

主要食材

紫苏（鲜品）5 克，薄荷（鲜品）5 克，生姜 3 片。

具体做法

1. 用清水把三种食材洗净，晾置。

2. 把生姜用清水煮 5 分钟，再用姜水泡紫苏、薄荷，倒掉第一遍水，再加水闷 3 分钟即可饮用。

养生功效

本品清凉解暑，祛风散热，健脾开胃。薄荷、紫苏可以散风热、解暑湿，清利头目、提神醒脑。本代茶饮能够用于治疗风热感冒所导致的发热、头痛、咽喉肿痛诸症，另外还有很好的疏肝理气功效，适用于缓解肝气郁结所致的胸闷胁痛。

注意事项：体虚多汗者不宜过多饮用。

木瓜蒸米糕

【健脾消食　开胃醒脾】

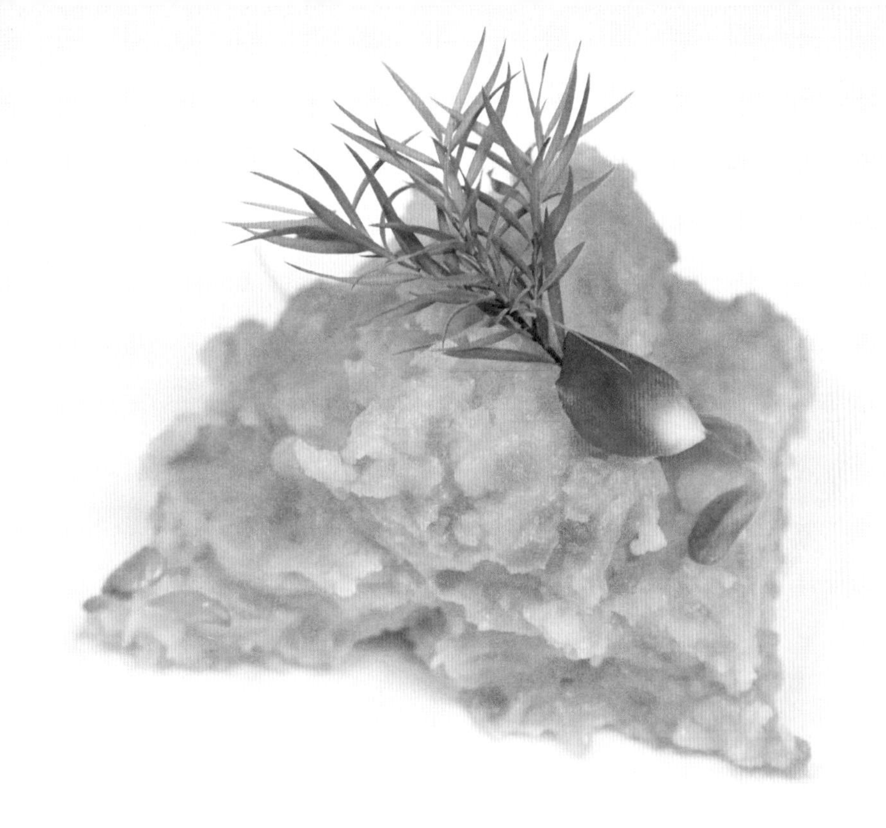

主要食材

番木瓜 1 个，中筋面粉 2 匙，牛奶 1/2 匙，白砂糖、玉米油适量。

具体做法

1. 番木瓜去籽去皮，切成小粒备用。

2. 将面粉、牛奶、部分木瓜粒、白砂糖加水拌匀，制成蒸糕面糊。

3. 在碗内涂一层玉米油（其他植物油亦可）防粘，将面糊倒入碗中，上笼屉，大火蒸 40 ~ 50 分钟，蒸好后取出待凉，撒上剩余的木瓜粒即成。

养生功效

番木瓜开胃醒脾，又能消食导滞。番木瓜与面粉、牛奶配伍，健脾的同时又能护养胃阴。故本品具有健脾和胃、助运消食的保健功效，适用于小满前后，脾湿胃燥所致脘腹胀满、食欲不振、反酸呃逆等不适的调理。

注意事项：番木瓜、牛奶偏寒性，因此胃寒、体虚者不宜多吃，否则容易导致腹泻或胃寒呕吐，尤其是畏寒体弱的孕妇不可食用。

穴位养生方法

甩手运动

操作方法

1. 身体站直，眼睛向前看，膝微微弯曲，双足距离与肩同宽站立。脚底贴平地面站立，脚趾抓紧地面，如太极拳之马步。两臂放松，慢慢上举至与肩同高。

2. 由上向下、由前向后平甩，甩手时意念着于手掌，手臂放松。向后甩时，手臂尽可能甩高，每个人筋体柔软度不同，无需勉强。上举时吸气，下甩时吐气。不必用力，动作柔和。每次做 50 ~ 100 下。从约 50 下起，手指末端因血液循环促进，会感到发热，此为有益的健身运动，持之以恒加以锻炼，每日 1 ~ 2 次，可使精神体力充沛。

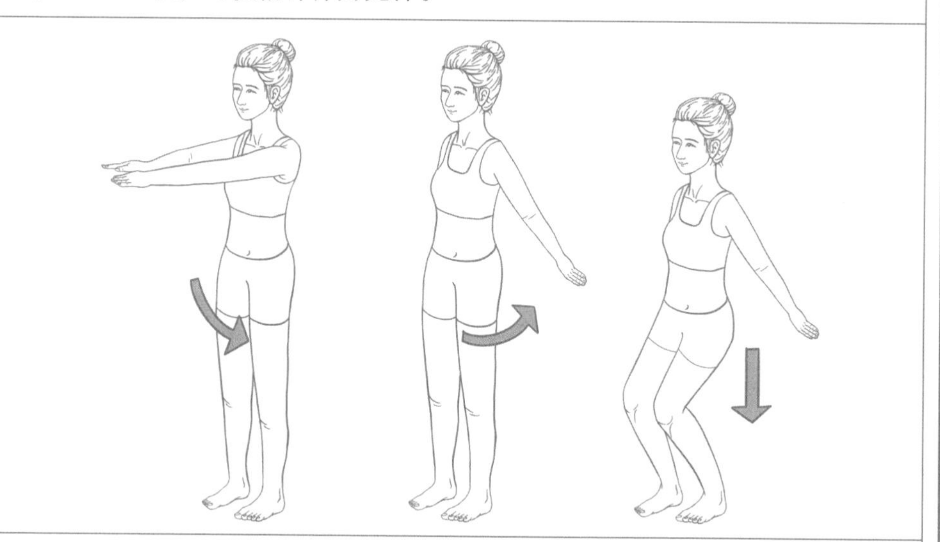

养生功效

甩手运动能达到活络筋骨的目的，也有助于人体手三阴经经络气血之循环与通畅，对心肺健康十分有益。有医家认为，进行甩手运动时，为了维持身体重心，脚掌会自然地一虚一实地向地面踩、放，从而产生按摩涌泉穴的效果，特别是对心脑血管疾病的治疗具有较好的辅助效果。

推小腿脾经

操作方法

沿小腿内侧胫骨内缘，用大拇指从三阴交穴开始向阴陵泉穴推拿，两侧小腿反复推擦。推擦时可以在小腿胫骨缘涂擦少量按摩精油。阴陵泉穴、地机穴对疼痛较为敏感，力度和次数以能够忍受为宜。在疼痛最为明显处可以用拇指点按数次，以加强刺激。建议每天饭后各做1组。

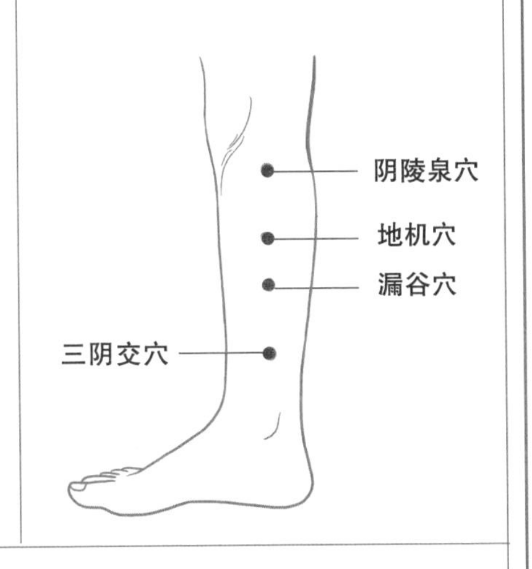

养生功效

三阴交穴是三条阴经的交叉点，可以调动肝、脾、肾这三条经络的气血以通畅脾经。地机穴、漏谷穴接受三阴交穴传导的水湿之气，并将其渗泻和运化。时常做此推拿可以促进湿浊从膀胱代谢，有利水消肿、分清降浊的功效。加压刺激也能够增强下肢血液循环，有效预防静脉曲张和淋巴水肿的发生。

情志养生

小满时节风火相煽，人易感到烦躁不安，此时要注意调适心情，保持心情舒畅，胸怀宽广，以防情绪剧烈波动后引发高血压病、脑血管意外等心脑血管病。

结语

小满之后要适时添加衣服，注意保暖。同时应当顺应夏季阴消阳长的规律，早起晚睡，但要保证睡眠时间，以保持精力充沛。日常饮食一要醒脾强胃，二要养心安神（夏与心相应），使气血生化有源，四肢百骸得以灌溉，五脏六腑适应小满节气的转变。

芒种

芒種

益气养阴，清热利湿茭白鸭

仰头望天，补肝益肾治虚劳

芒种的来历

“芒种”一词最早出自《周礼》，“芒”是指收割像麦子这样的有芒的作物，“种”是指播种谷黍类的作物，“芒种”二字也谐音“忙种”，意为此时是农民朋友下地播种最繁忙的时候。

芒种的时间为阳历的6月5日左右，此时太阳达到黄经75°。芒种是夏至前的节气，也是二十四节气中的第9个节气，此时，人体的阳气逐渐走向高峰，代谢也将达到高峰，到了夏至则会达到最高峰。所以这个时候，脏腑对气血、津液这些营养物质的需求也会加大。

芒种的养生方法

起居方面的养生

《素问·四气调神大论》中提到："夏三月，此谓蕃秀。天地气交，万物华实。夜卧早起，无厌于日……此夏气之应，养长之道也。"这句话的意思是，芒种时节，晚上可以适当晚睡，但不要超过23点；早上可以早起，5～6点合适。中午最好能够午睡一会，午睡时间以半小时到1小时为宜。没有午睡条件的人，可以闭目养神30分钟左右。从子午流注的角度来讲，午时，也就是中午11点到下午13点，正是心经当令的时候，心要养、要静。心为火脏，心气应于夏，夏季尤其需要养心，所以在芒种时节，午睡更有利于身体健康。

另外，芒种时节要适当地接受阳光的照射，顺应大自然阳气充盛的特点，不要整天待在空调房里，因为此时节若身体不出汗易出问题。《黄帝内经》中也有提到"无厌于日"，空调虽然给人们带来凉爽，但由于门窗紧闭和室内污染，室内缺乏氧气，再加上恒温环境，使人体产热、散热调节功能失调，因而患上"空调病"。如久待空调房，应及时通风换气。

芒种时节，天气炎热，为了使身体更好地通风散热，应该穿宽松、吸汗能力好的衣服，并且经常换洗。此时湿热交蒸，郁于肌肤，为了避免中暑，要经常洗澡，这样可以使皮肤疏松，"阳热"易于发泄，同时要避免痤疮、湿疹等皮肤疾患的发生。但必须注意的是，出汗后不要立即洗澡。

中国有句老话，叫"汗出不见湿"，如果汗出见湿，容易生痤疮。如果生了痤疮怎么办呢？下面给大家介绍一个清热凉血、祛湿解毒的外用方子。

具体材料

桑叶10克，野菊花10克，蒲公英30克，防风10克，地肤子10克，白鲜皮30克，苦参10克，蛇床子10克。

操作方法

将上述材料用水煎半小时，滤出1 000毫升的药汁，倒入洗澡水中。每天全身泡1～2次，每次泡20分钟，再用清水冲洗干净。这个方子也可以用于婴幼儿的痱子和湿疹调治，但用量需要减半。皮肤破溃和皮肤过敏者忌用。

饮食方面的养生

芒种时节气温升高，雨水变多，随着农历五月的到来，湿热日渐明显，经常令人感觉头重身困、四肢酸楚、关节疼痛、活动不利、脘痞腹胀、大便黏滞不爽。因此，芒种节气后饮食应当以健脾祛湿为主，根据低盐、多饮、清热、淡软的原则，多吃新鲜蔬菜，少吃高脂厚味、辛辣上火及过甜、过咸的食物，注意补充水分，不要喝冰凉的饮料，以免造成腹泻。

具体饮食方面，应当以清淡祛暑、清热解毒的食物为主。可多食用以下食材。

利水祛湿的食物：黄豆、绿豆、金针菜、冬瓜、茄子；

清热祛暑的食物：西瓜、荷叶、丝瓜、黄瓜、番茄、芹菜、苋菜、甘蔗；

清热利湿的食物：茼蒿、茭白、竹笋、芦笋、菜瓜、荸荠、苦瓜；

健脾利湿的食物：青豆、豌豆、蚕豆、豇豆、青鱼、鲫鱼、鲢鱼、鳊鱼。

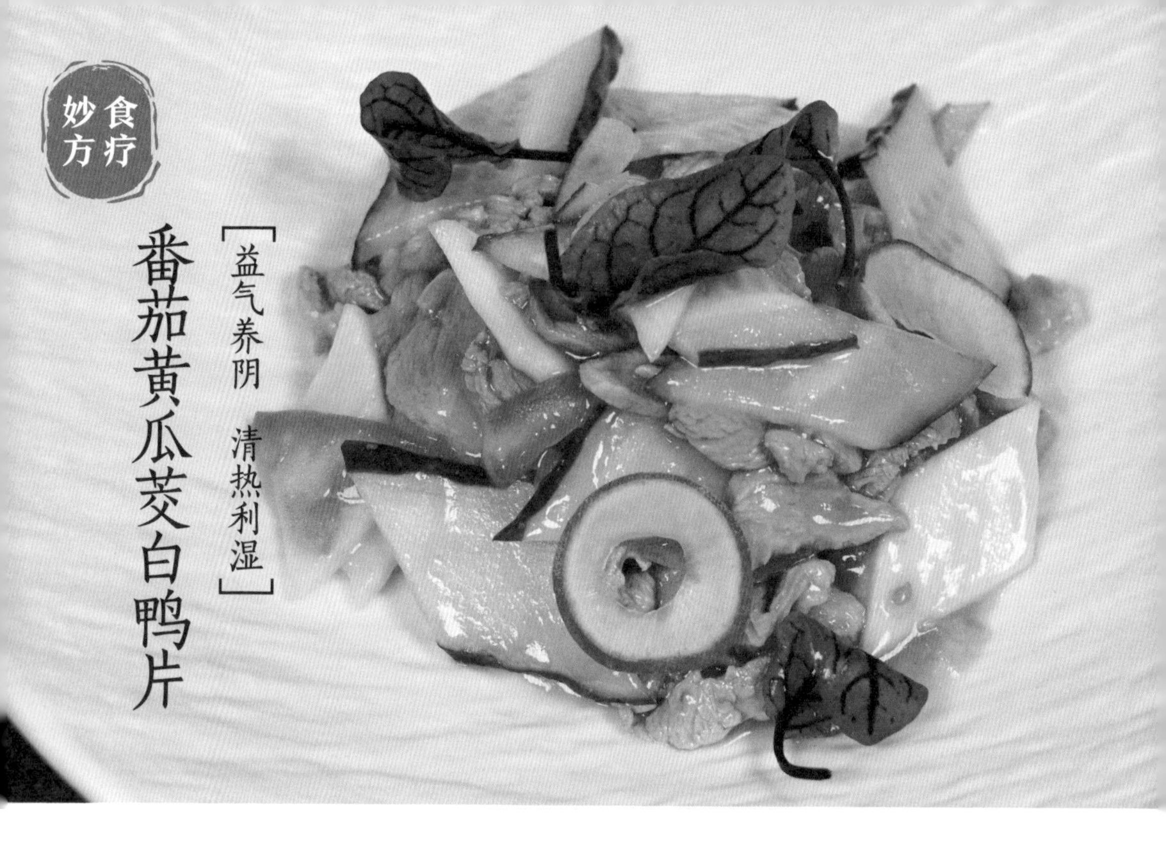

食疗妙方

番茄黄瓜茭白鸭片

［益气养阴　清热利湿］

主要食材

鸭肉 200 克，茭白 100 克，黄瓜半根，番茄 1 个，淀粉、水、蛋清、盐、料酒、姜粉、葱、姜、蒜、番茄酱、甜面酱、食用油、香油适量。

具体做法

1. 将鸭肉切片、斩筋。黄瓜切片，番茄切成块，茭白切成块，焯水备用。

2. 拿一个小碗，加入淀粉、水、蛋清、盐、料酒、姜粉，调成浆糊，然后放入鸭片，腌制上浆至少半小时。

3. 锅中加水烧开，慢慢下入腌好的鸭片，这个过程要保证水一直处于沸腾状态，待鸭片变色后，盛出备用。

4. 锅里加入少量的食用油烧热，加入葱、姜、蒜、盐和少量料酒，再下茭白块和鸭片翻炒，然后放入番茄块。勾少许淀粉汁、蒜蓉、番茄酱、甜面酱，再下入切好的黄瓜片炒匀，点少许香油即可出锅。

养生功效

番茄具有利尿生津、凉血平肝等功效；茭白可以利尿止渴、解毒醒酒，二者同食，可以起到清热利水、解毒降压的作用。鸭肉味甘性平是补气益阴的佳品。这道菜品有益气养阴、清热利湿、美容养颜的作用。

注意事项：胃胀和食欲不振者尽量少吃。

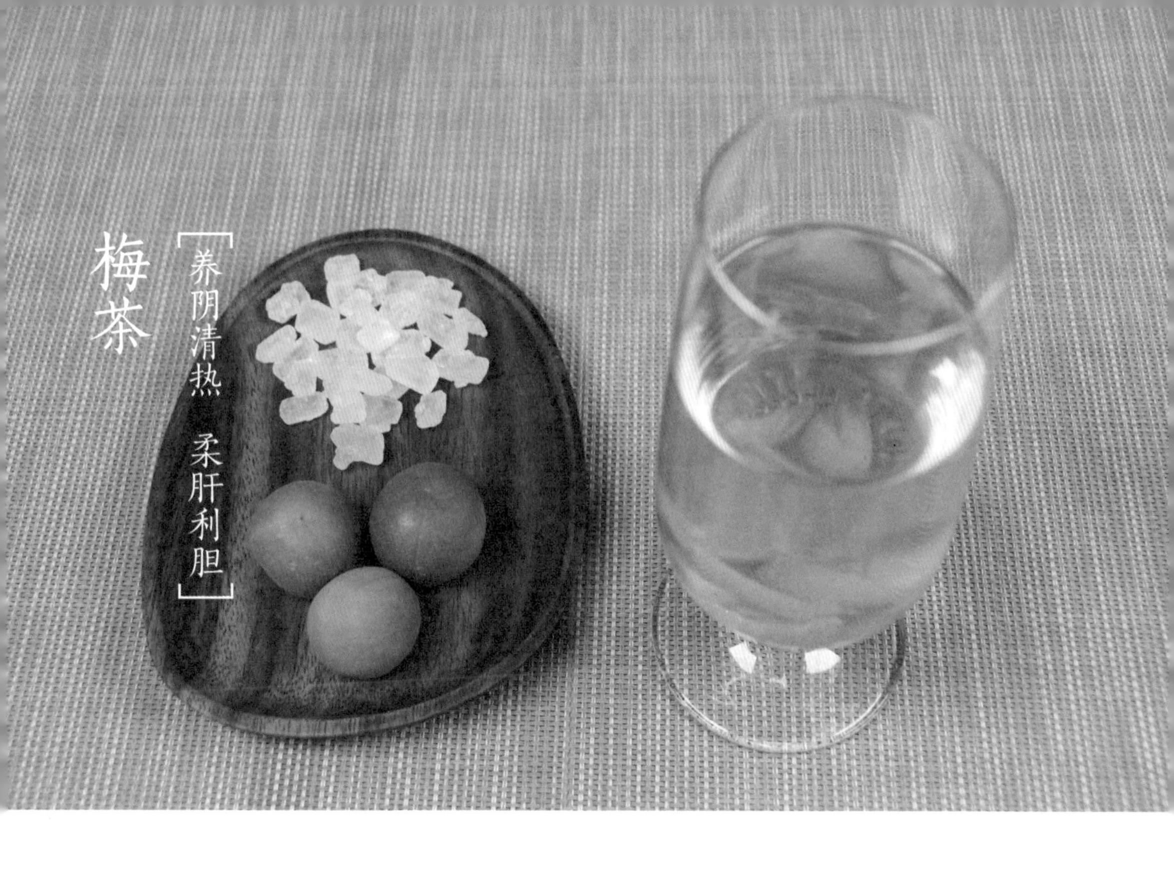

梅茶

养阴清热　柔肝利胆

主要食材

青梅 3 颗，冰糖 3 克。

具体做法

取新鲜的青梅 3 颗，加入冰糖 3 克，同时放入水中，煎煮半小时，晾凉以后即可饮用。

养生功效

青梅具有清热解毒、降压降脂、润肺止咳、解酒清热等功效，并含有多种天然的优质有机酸和矿物质，可以消除疲劳、美容抗衰、调节酸碱平衡，增强人体免疫力，是具有广泛营养保健功能的天然佳品。

注意事项：胃酸过多及患糖尿病的人群不适合饮用。

穴位养生方法

芒种时节的穴位养生重点在于疏通手少阴心经和手厥阴心包经，重在养心，同时应当适应阳生阴长的规律。泻心火，滋心阴的按摩导引手法非常适合芒种节气应用，可以起到充盈血脉，强健心肺功能的作用。

仰头望天功

<table>
<tr><td colspan="2">操作方法</td></tr>
<tr><td>1. 每天清晨，最好是寅时或卯时（3 ~ 7 点），自然站立，两臂向前上抬，掌心朝上，双手像托举重物一样举过头顶，十指相对，仰头看两掌之间的天空。
2. 吸气，两臂同时向左侧伸展，上半身也随之向左倾斜；停顿一下，呼气回正，再吸气向右侧伸展倾斜。左右交替各 10 次。然后，叩齿、深呼吸、咽津各 2 ~ 3 次。</td><td>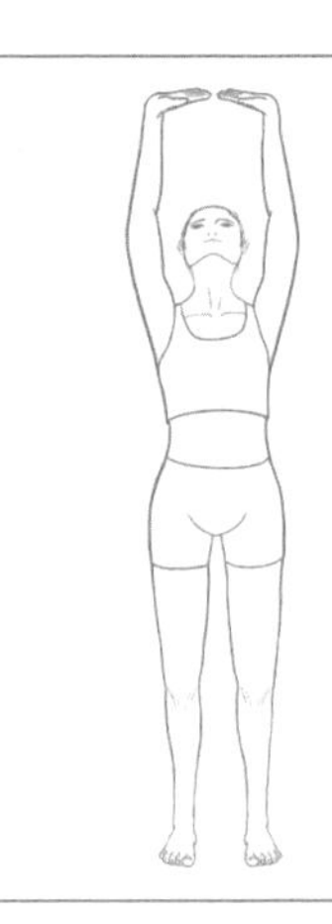</td></tr>
<tr><td colspan="2">养生功效</td></tr>
<tr><td colspan="2">这个功法对于患有肩周和脊柱疾病的人群有较好的调理效果，可以防治腰肾虚劳、咽干欲饮、心痛胸闷、目黄胁痛、消渴口干、易惊健忘、咳嗽咳痰、头项疼痛、面红目赤、下肢疼痛、上吐下泻等病症。</td></tr>
</table>

芒种隔姜灸

操作方法
将鲜姜切成直径 4 ~ 6 厘米、厚 2 厘米的小片，用粗针头刺穿几个孔洞，放于关元穴、天枢穴、中脘穴、足三里穴上，然后将艾炷放置于姜片上点燃施灸，每个穴位灸 6 ~ 9 壮，以皮肤局部潮红不起疱为度。

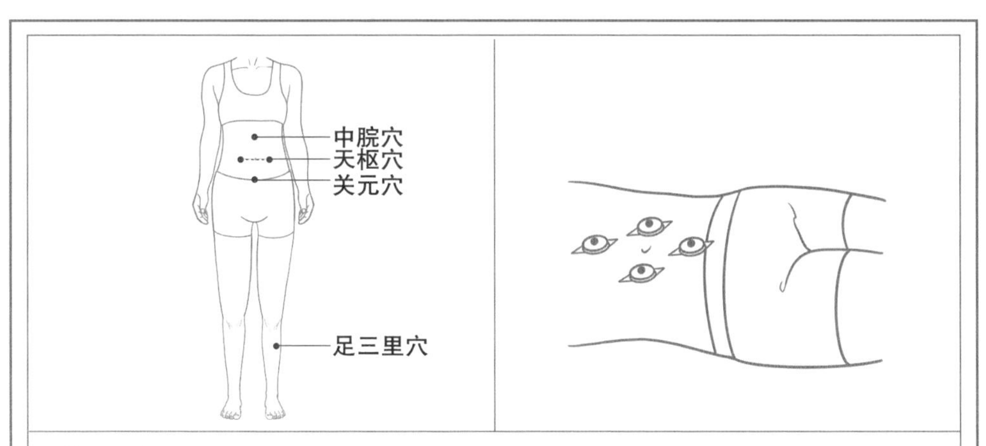

养生功效

芒种代表仲夏开始，暑热盛、湿气大，由于湿热伤脾，人们往往出现四肢困倦、食欲不振的症状，湿气已深入中焦，运化水湿当选艾灸。选用关元、天枢、中脘、足三里等穴位可以激发阳气、强健脾运。隔姜灸功效有三：一是温化痰饮，二是止呕和中，三是中和单独艾灸的燥烈之性，具有助阳化湿，流畅气血，调和五脏，增强机体免疫力的功效。

情志养生

随着气温的升高，人体易变得懒散少动，但还是应保持轻松、愉快的状态，适度运动，使气机得以宣畅。芒种时节风火相煽，人们很容易感到烦躁不安，此时要注意调适心情，保持心情舒畅，防止情绪剧烈波动，以免引发高血压病、脑血栓等心脑血管疾病。

内心清静，气定神闲，心态平衡，安静处之，可以使气机得以宣畅，通泄得以自如。俗话说“心静自然凉”，其实就是调整情绪的一个重要方法。在炎热的夏天，我们要使心神安静，意念中如果能想象着心中存有冰雪，会有效缓解天气炎热的不适感。

结语

芒种时节，人体的阳气逐渐走高，代谢也将达到高峰，湿热交蒸，应当注重健脾祛湿、芳香化湿之饮食调养，以祛暑湿、避时疫。作息上要顺应夜短昼长的季节特征，晚睡早起，以帮助我们在芒种时节振奋阳气，调畅气血，以充沛的精神迎接每一天的生活与工作。

夏至

养阴清热，泻火避暑三叶茶
手足争力，通达心肾平阴阳

夏至的来历

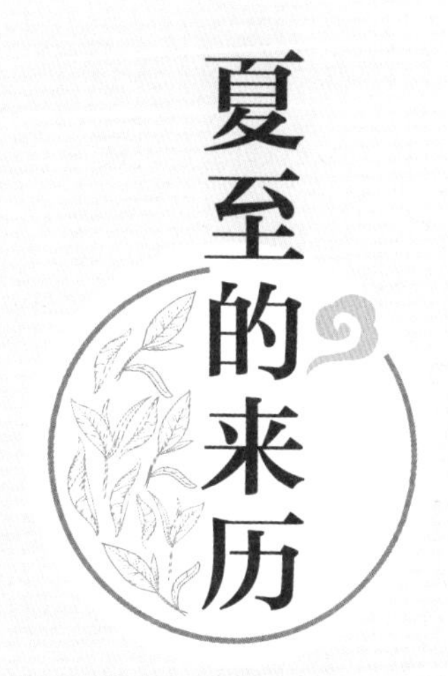

“至”就是极，夏至是北半球白天最长、黑夜最短的一天。也就是说，从这一天起，就进入炎热的夏天了，天地万物在这个时候生长最为旺盛。

夏至在阳历的6月21日左右，从太阳黄经达到90°的时候开始，也是二十四节气中的第10个节气，明阳之气在此时达到最旺，明阴之气从此时开始滋长，因此时太阳运行到北至，直射北回归线，所以叫夏至。

夏至的养生方法

起居方面的养生

中医认为养生要顺着自然界的"性子"来。既然夏至是一年中阳气最旺的时候，那我们一方面要保护阳气，不要让它过旺、引发上火，另一方面也要滋阴调息、养护心脏。在这个时节，大家最好能够晚睡早起，再加一些午休，来弥补夜晚睡眠的不足。但是年老体弱的人，还是要早睡早起，尽量保证每天 7 小时的睡眠。

盛夏时节，骄阳普照、地热蒸腾，大家都喜欢待在空调房里。但是中医认为，要使气机通畅、毛孔疏泄正常，夏季应该少开空调，尽量自然出汗，让毛孔得以开放，这样有利于把体内积聚的废物、毒素排出体外。即使开空调，室温最好也不要低于 25℃。

夏季炎热，"暑易伤气"，若汗泄太过，可令人头昏胸闷，心悸口渴，恶心甚至昏迷。所以安排室外工作和体育锻炼时，应避开烈日炽热之时，加强防护。每日温水洗澡也是值得提倡的养生方法，不仅可以洗掉汗水、污垢，使皮肤清洁凉爽、消暑防病，还能起到锻炼身体的目的。

另外，夏日炎热，腠理开泄，易受风寒湿邪侵袭，睡觉时不宜使用扇类送风。有空调的房间，室内外温差不宜过大，空调风不宜直接对着人体吹，更不宜夜晚露宿。

✿ 饮食方面的养生

当夏季气温上升时，大家都会出现不同程度的食欲减退，脾胃功能也会减弱，加上夏天腠理开泄，出汗较多，应该适当吃一些酸的或者咸凉的食物。酸味的食物，既能起到收敛的作用，防止出汗太多，又可以开胃，清火散热。而荔枝、芒果、菠萝这些热性的水果容易上火，不宜多吃。

夏至时节，饮食的原则为“春夏养阳”，养阳重在“养心”。饮食上，最好清淡，多吃五谷杂粮，多吃苦味的蔬菜，像苦瓜等。因为苦味的食物有清凉解暑、消炎退热、清心明目、促进食欲的作用。不过苦味食物都较寒凉，虽然可以清热泻火，但是体质虚弱的人应慎用，以免加重病症。另外，最好少吃辛辣、燥烈的食物，以免助热；也不要吃肥甘厚味，以免化热生风，诱发疔疮。夏天食物容易变质，尽量不要吃隔夜的饭菜。同时，也要避免暴饮暴食。

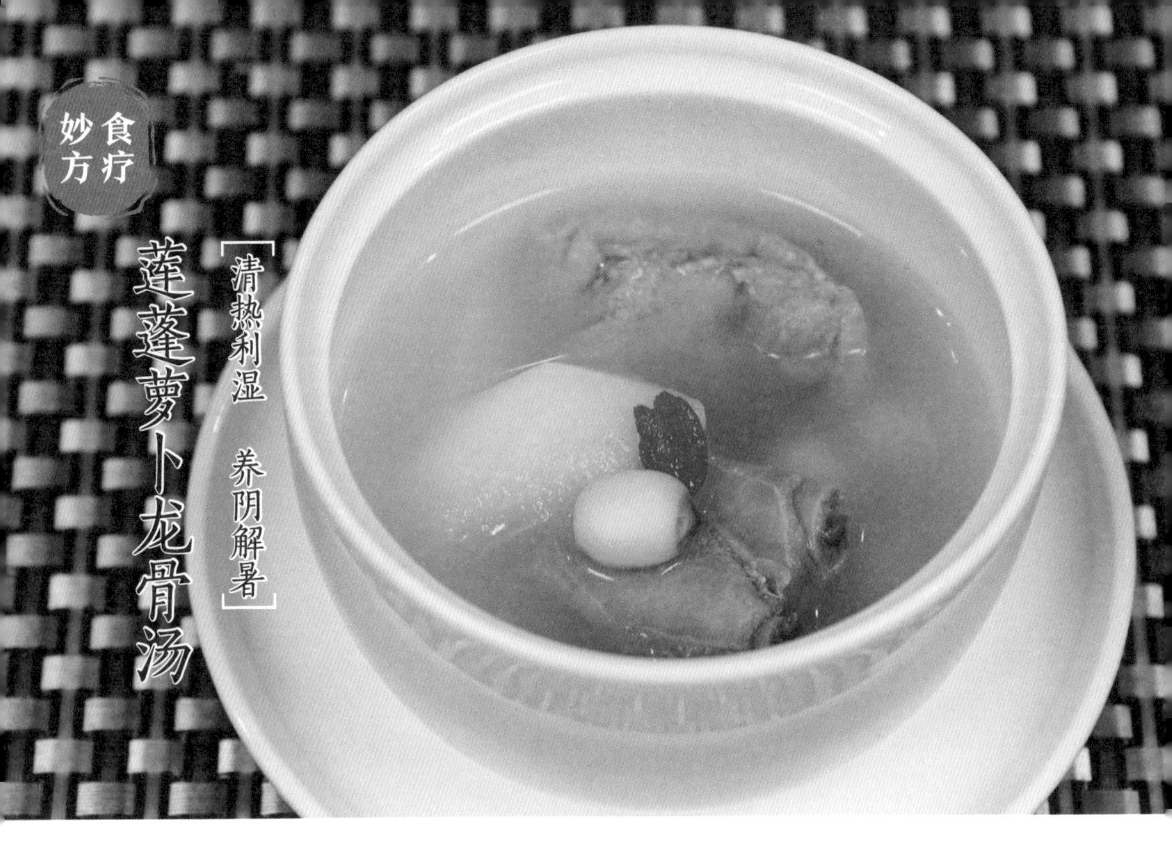

主要食材

莲蓬 100 克，白萝卜 150 克，猪排骨 500 克，生姜 10 克，黄酒、盐少许。

具体做法

1. 莲蓬、白萝卜、生姜、猪排骨洗净备用，将莲蓬中的莲子取下备用。

2. 将排骨放入水中，烧开以后倒掉第一遍水，再加入凉水，大火烧开。

3. 放入生姜和黄酒，炖 2 小时左右，待肉煮熟了，放入莲子、白萝卜，再煮半小时，将全部食材煮到熟透后，加少量盐调味。

4. 排骨捞出来以后，可以用少量的醋、生抽、辣椒油、姜末、葱末拌匀，蘸着汁吃，汤单独饮用。

养生功效

莲子有祛湿的功效，对糖尿病、痔疮、湿疹患者有较好的调治作用。白萝卜顺气化痰、利尿通淋。猪排骨滋阴养阳、益精补血。从营养角度来看，这道汤富含优质蛋白和维生素，能够充分地保障人体的营养摄入。

注意事项：脾胃虚寒、胃痛及腹泻者应少吃。

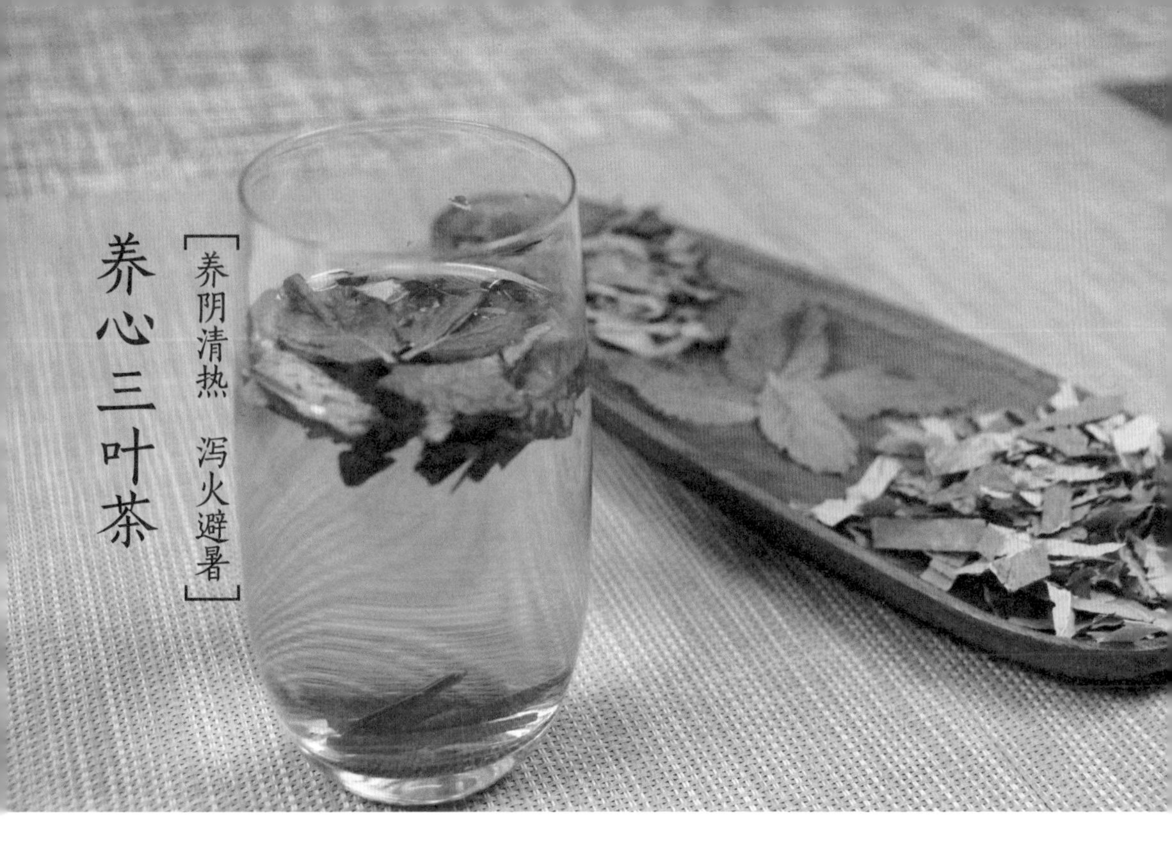

主要食材

荷叶 3 克，竹叶 3 克，鲜薄荷叶 3 克。

具体做法

将三种食材洗净后，加水煮，水沸后煮 5 分钟即可。如果觉得过于寒凉，也可以任选其中一种泡茶喝。

养生功效

荷叶可以清热解暑、凉血消瘀，也有减肥降脂的作用。竹叶可以清心除烦、生津利尿，常用于治疗泌尿系统感染引起的尿急尿热、尿痛不畅。薄荷味辛能够提神醒脑。养心三叶茶有良好的清火、养心作用，是夏至消暑的佳选。

注意事项：手脚冰凉、脾胃虚寒、胃痛、腹泻者应少喝。

穴位养生方法

手足争力术

操作方法		
1. 在夏至时节，每天凌晨5点至早上7点，正身直坐，双手十指交叉扣紧。一条腿朝地面伸直，另一条腿抬起，把前脚掌放在交叉的两手之中。 2. 吸气，脚掌向前用力蹬，手臂伸直，两手向后用力拉，形成前后争力。停顿片刻后，放松呼气，换另一只脚。左右各做15次。然后，叩齿、吐纳、咽津，收功。	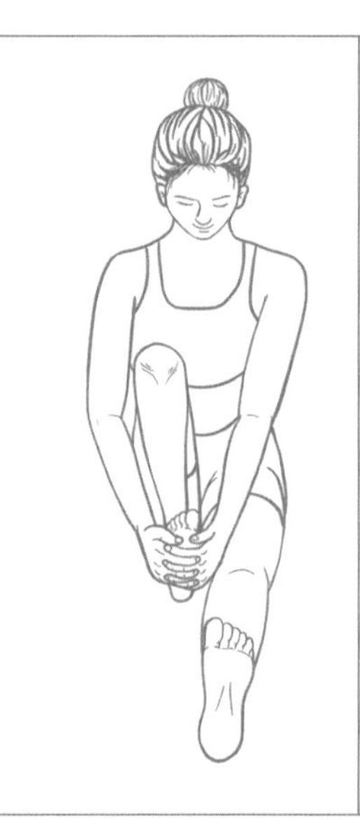	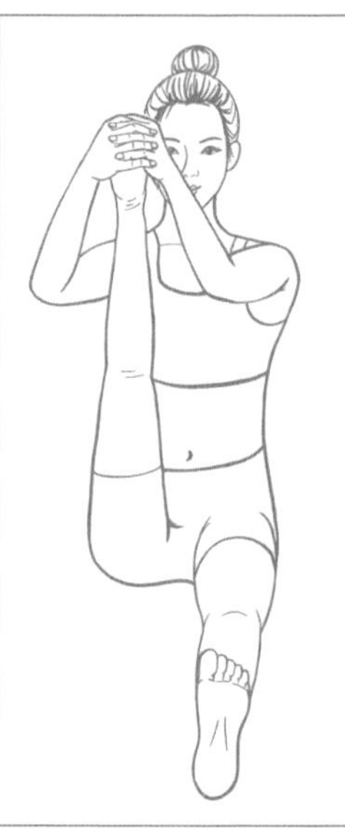
养生功效		
练习该法可以达到心肾相交、阴阳平衡的功效，也可预防腕关节、膝关节、腰背疼痛等疾患。通过腿的伸屈及手腿的争力练习，可以有效促进手足少阳经、手足少阴经气血的流注，使全身的气脉得到锻炼。		

快点神门穴

操作方法
左右手交替用大拇指快速点按神门穴10分钟左右，点按时速度为每分钟100 ~ 150次，用力不要过重，以有酸胀感为宜。 除了神门穴，快速点按少海穴、少府穴、极泉穴等穴位，对心脏也有很好的保养作用。

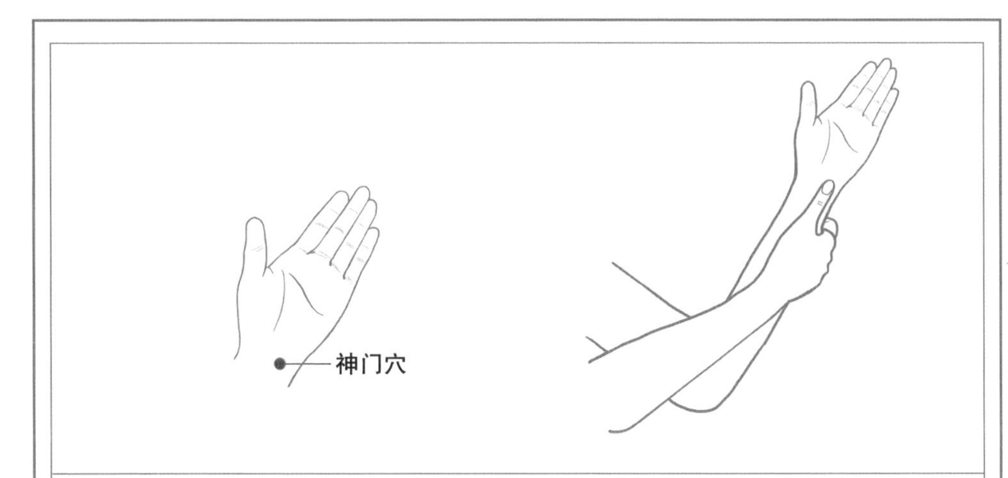

养生功效

神门穴为养心安神第一穴，有祛心火、稳心率的作用。神门穴也有显著的双向调节功能，心火内盛的血压高与气虚阴伤的血压低都可以通过点按神门穴来治疗。快速点按能增强对此穴位的刺激强度，可以辅助改善心痛心烦、惊悸怔忡、失眠健忘等神志病症，也可以缓解胸胁痛、掌中热、便秘、食欲不振等症状。

情志养生

夏天，大家一定要保持神清气和、快乐欢畅、心胸宽阔、精神饱满的状态，就像万物生长需要阳光那样，我们对外界事物要保持兴趣，要尽量乐观外向，才能有利于气机的调畅。与此相反的是，但凡懈怠厌倦、忧郁恼怒，都有碍于气机疏通。

嵇康在《养生论》中说："调息静心，常如冰雪在心，炎热亦于吾心少减，不可以热为热，更生热矣。"夏天我们一定要使心神安静，不要让外界的燥热扰乱了心神。

结语

夏至是二十四节气中阳气最旺的时节，阳气在这一天强盛到极点，阴气从这一天开始滋长。夏至养生要顺着自然界的"性子"来，一方面要保护阳气，不要让阳气过旺引发上火，另一方面要滋阴调息，养护心脏。

小暑

清热泻火，生津止渴三红汁

翘足舒筋，活络壮骨运脾胃

小暑的来历

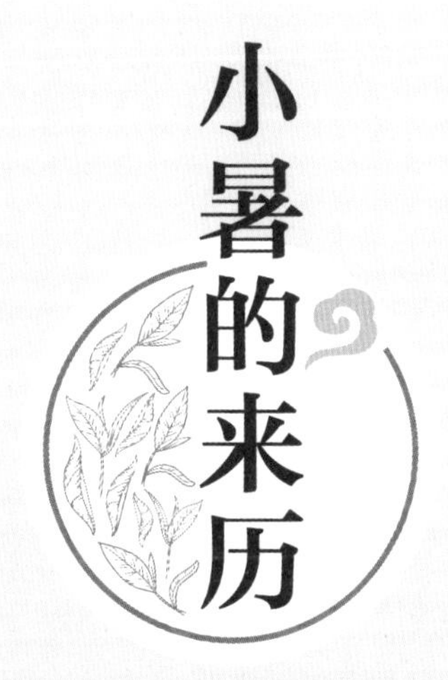

小暑是一年二十四节气中的第 11 个节气，在每年阳历的 7 月 7 日左右，此时太阳达到黄经 105° 。到了小暑时节，暑气上升、气候炎热，但还不到一年中最炎热的时候。

农谚有云：“小暑不算热，大暑三伏天。”《月令七十二候集解》中也讲道：“六月节……暑，热也，就热之中分为大小，月初为小，月中为大，今则热气犹小也。”

关于“小暑”节气的由来，民间还有一个与孝道有关的传说。相传“小白龙”犯了天条，被龙王父亲囚禁在很远的一座小岛上，只有小暑这一天才可以回家探亲。“小白龙”由于探母心切，所以一路上昼夜兼程，带来了惊雷闪电，狂风暴雨。虽然民间传说不足为信，但也从侧面反映了小暑雷雨多发的气候特征。

小暑的养生方法

起居方面的养生

俗话说“热在三伏”，按照中医理论，小暑是人体阳气旺盛的时候，春夏养阳，人们在工作劳动之时，要注意劳逸结合，以保护人体的阳气。这个时候，最好坚持“少动多静”的原则，可以到大自然中去，漫步山林，也可以在环境清幽的室内，读书习字、品茶吟诗、观景纳凉。

这里，给大家介绍一个具有醒脾开胃、健脑调神的药枕，叫作“消暑安眠药枕”。

具体做法

将青蒿、藿香、菖蒲、薄荷、菊花各200克，干茉莉花、干白玉兰花、干栀子花各100克，放入大小适当的枕芯套即可。

具体功效

这个药枕极为适合夏季使用，所用的材料，大多气味辛香升散，具有升清降浊、化湿消暑、醒脾开胃、散风明目、健脑调神及辟秽杀菌等功效。夏季应用效果最佳，令人睡觉甜美，纳谷馨香，精神转佳。

◇ 饮食方面的养生

“头伏饺子二伏面，三伏烙饼摊鸡蛋”，小暑头伏吃饺子是传统习俗，伏天大家食欲不振，往往比常日消瘦，因此俗称苦夏，传统习俗里认为饺子可以开胃解馋。

小暑时节，天气开始炎热，是进入长夏的第一个节气。长夏在五脏属脾，最大的特点是湿气重，脾最易受湿邪侵袭，从而使人出现周身乏力、脾胃不和、恶心出汗、手足水肿、大便稀溏这些症状。暑多夹湿，所以，在饮食上一定要清淡，少吃油腻食物，多吃解暑健脾除湿的食物。

小暑节气的养生，除了要遵从春夏养阳、秋冬养阴的总原则，还要特别注意对心阳的养护。因为，夏与心相应，汗为心之液，汗过则容易伤心阳。同时，也要注意益气生津。因为暑为阳邪，易伤津耗气。

暑热天气，应该多吃甘寒清淡、利湿清暑、少油的食物。比如西瓜、冬瓜、绿豆汤、酸梅汤、薄荷汤、绿茶等，都有助于清热解暑、利湿养阳。

小暑还可以多吃一些清热解暑的苦味蔬菜和野菜。比如，莴苣、生菜、芹菜、茴香、香菜、苦瓜、萝卜缨、薄荷叶等，还可以吃一些杏仁、桃仁。另外，绿茶、苦丁茶等也可以清凉、去火、解暑、除烦。

小暑后，天气湿度增加，大家出汗多，可以适当多吃番茄、柠檬、葡萄、菠萝、芒果、猕猴桃等水果。

夏天在菜肴中加点葱、姜、蒜，既可以调味、增加食欲，又可以杀菌、预防胃肠道疾病。

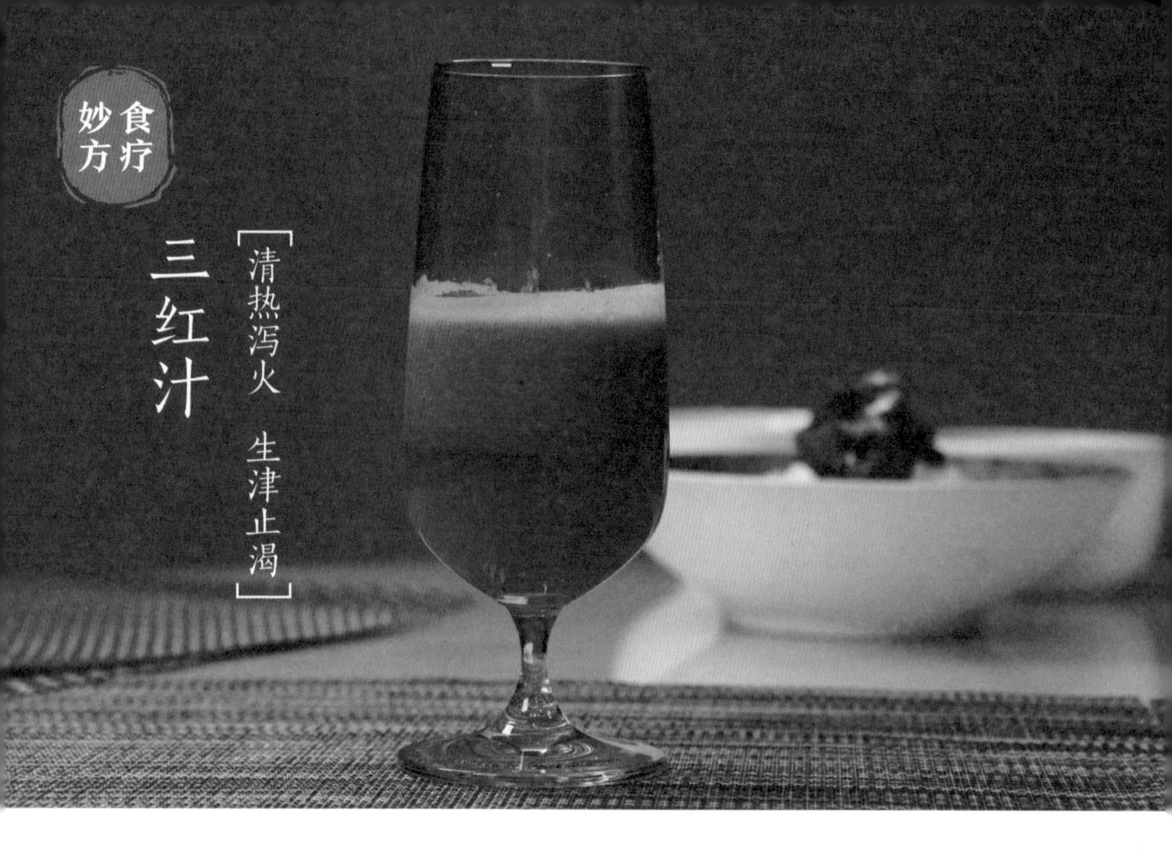

主要食材

西瓜 1 000 克，草莓 100 克，番茄 2 个。

具体做法

1. 西瓜去皮、去籽，番茄用沸水冲烫后，剥皮。
2. 西瓜、番茄、草莓三者混合以后，打成汁，随量饮用。

养生功效

三红汁能够清热泻火、生津止渴。三种水果混合成饮，含有丰富的维生素、番茄红素、胡萝卜素、膳食纤维等营养物质。此饮品不仅可以维持人体营养平衡，也尤为适合夏季感冒、口渴、烦躁、食欲不振、消化不良、小便赤热者饮用。

注意事项：肠胃功能比较弱的人群慎饮。

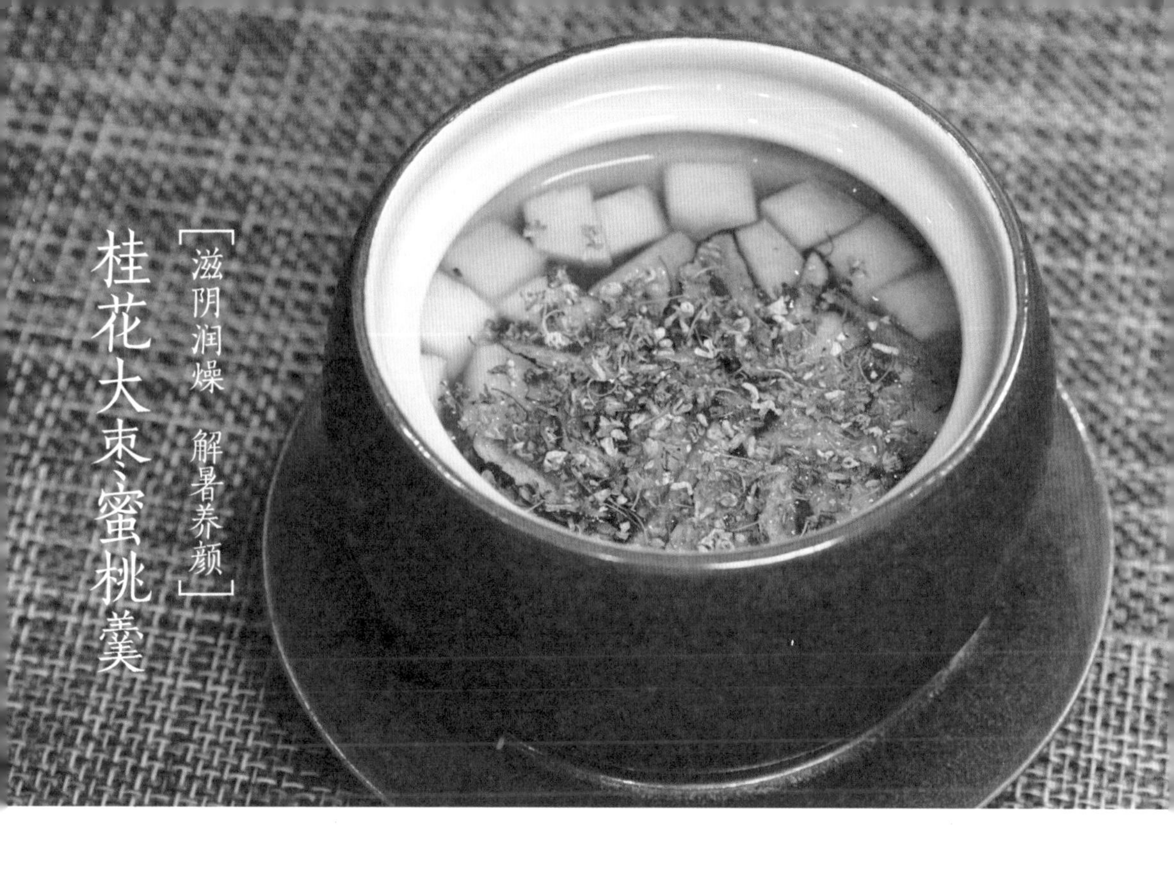

桂花大枣蜜桃羹

［滋阴润燥　解暑养颜］

主要食材

水蜜桃 3 个，桂花（干品）3 克，大枣 2 枚，适量的冰糖或蜂蜜。

具体做法

1. 水蜜桃洗净、去核，切成小块，大枣洗净切丝。

2. 将水蜜桃和大枣一起放入锅中，加入适量的清水煮 20 分钟后，加入桂花，再放入适量冰糖或者蜂蜜调味即成。

养生功效

水蜜桃具有润肠通便、延缓衰老的作用。大枣健脾益气、养阴安神。桂花作为药食同源之物，散寒破结、化痰止咳之余还可固护中气不伤。药理研究发现，桂花还有美容养颜、舒缓情绪的作用，是女士们夏日护肤养颜的佳选。

注意事项：湿热人群慎食。

穴位养生方法

小暑养生的重点就是“心静”二字。夏季为心所主，运动时要固护心阳、平心静气，确保心脏机能的旺盛。注意适当运动、多静养。晨练不宜过早，以免影响睡眠。夏天人体能量消耗很大，运动时要控制好强度。运动后不要喝冷饮。

翘足舒筋式

操作方法

每天凌晨 5 点至早晨 7 点之间，将两手在体侧分开，按住地面。一腿弯曲，大腿压在小腿上。另一腿前伸。吸气，收缩会阴，伸直的一只脚用大脚趾带动整个脚面向前勾伸，停顿片刻后，呼气放松，伸直的腿收回，左右腿各做 10 ~ 15 次。最后叩齿、吐纳、咽津，收功。

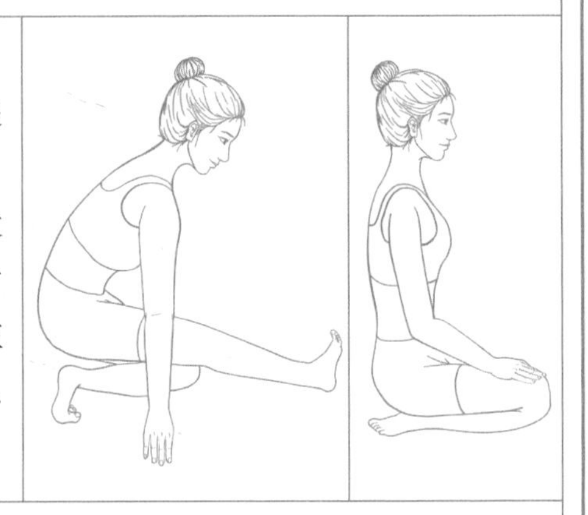

养生功效

暑多挟湿，小暑时节大家常会觉得闷热不爽，脾主湿，主肌肉四肢，此导引法通过脚尖的勾伸，可以拉伸脾经，增强心肺功能，从而调理相关经络病症或湿邪引起的相关症状。

揉拨三泉

操作方法

以拇指揉拨足底涌泉穴、腋下极泉穴和小腿内侧阴陵泉穴。

拇指放在穴位上，用较强的力气揉拨穴位及附近的肌腱 20 ~ 30 次，以能够忍受为度。每日晨起和睡前建议各做 1 组。

也可以用对侧手掌拍打腋下极泉穴，每次拍打 30 ~ 50 下，以腋下皮色发红，自觉发热为限。

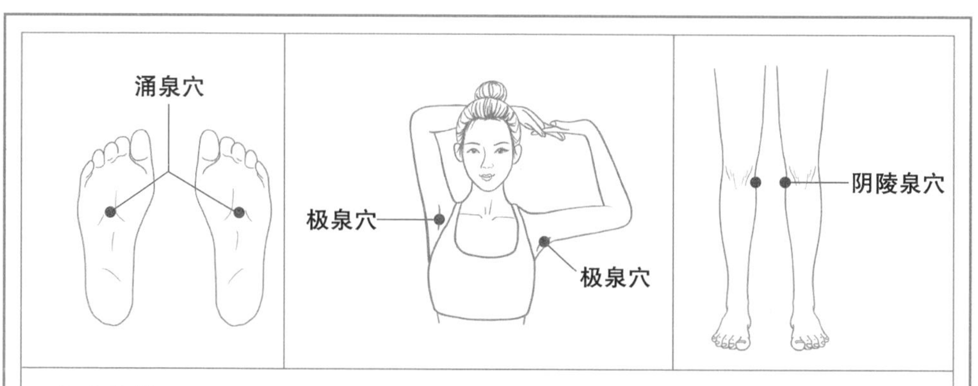

养生功效

小暑时节人出汗较多，水分补充不及时可能会引发阴伤动火的症状，揉拨涌泉穴意在滋阴降火。

极泉穴为手少阴心经位置最高的穴位，也是心阴输注人体的起始穴，有宽胸宁神，调和气血的功效。从现代医学上讲，腋窝处淋巴组织丰富，经常按摩可以促进淋巴血液循环，提高免疫力。

阴陵泉穴是脾经经穴，善助脾胃运化，专利水液输布，揉拨此穴可以利水除湿，调理三焦。

情志养生

小暑时节气候炎热，很容易让人烦躁不安、疲倦乏力。高温天气下，心脏排血量明显下降，各脏器的供氧力明显变弱，所以，一定要注意养“心”。

心为五脏六腑之首，喜过则伤心，心伤则心跳不定，精神涣散，思想不能集中，甚至精神失常，心神受损又会牵涉其他脏腑。

在小暑时节，情志方面尤其要注意保持“心静”。平心静气，可以舒缓紧张的情绪，使心情舒畅、气血和缓。这样既有助于心脏机能的旺盛，也符合“春夏养阳”的原则。遇到任何事情都要戒躁戒怒，保持心气平和。

结语

小暑是人体阳气旺盛的时节，春夏养阳，大家在工作劳动的时候，要注意劳逸结合，以保护人体的阳气。甘寒清淡、利湿清暑的食物是应季佳品。在情志方面，尤其要注意保持“心静平和”，以防止心火独亢和保持稳定的心脏功能。

大暑

清热利湿，养阴解暑益气汤

踞地虎视，振阳强肺通经络

大暑的来历

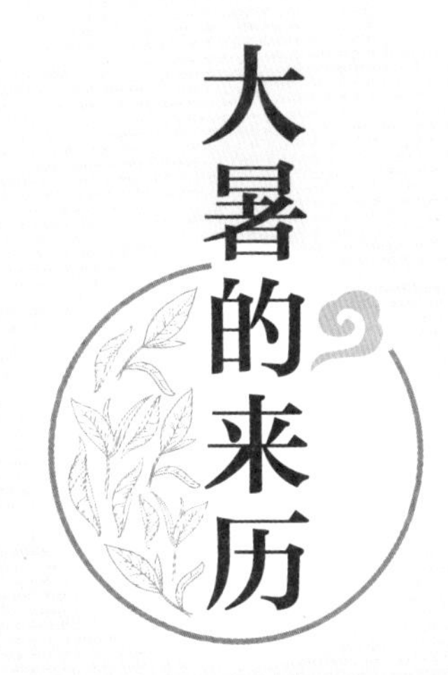

大暑是二十四节气中的第 12 个节气，也是夏天的最后一个节气，在农历六月，也就是每年阳历 7 月 22 日左右，此时太阳到达黄经 120° 。

“大暑”和“小暑”的名字结构一样，都反映了夏天的炎热程度，“大暑”，即表示天气非常的炎热。

东汉刘熙的《释名》中有解释，暑就是煮，火气在下，骄阳在上，熏蒸其中非常湿热，人就像在蒸笼中一样，气很“脏”，所以大暑的热也叫“龌龊热”。

这时候正值“中伏”前后，全国大部分地区都进入了一年中最热的时节，也是喜温作物生长最快的时节，但是，旱、涝、台风等自然灾害频繁发生，抗旱、排涝、防台等田间任务也很重。

民间有不少关于大暑的农谚，例如“大暑热，田头歇；大暑凉，水满塘”“大暑热，秋后凉”等。由于大暑炎热少雨，苏、浙一带还有“小暑雨如银，大暑雨如金”“伏里多雨，囤里多米”等说法。

大暑的养生方法

起居方面的养生

大暑炎热之气旺盛，建议大家晚睡早起，顺应自然，保养阳气。由于晚上睡眠时间较短，可以通过适当的午睡来保持精力充沛。

另外，伏天里阳光照射强烈，阳光下晒过的衣物，如果用手碰触感觉温烫，不能立即穿用，一定要放到阴凉地方，待暑气散去后再穿，不然，暑热之气就会留在身体或者衣物上，容易让人上火。

下面给大家介绍一个适合大暑时节用的香囊，叫“丁香薄荷香囊”，具有提神醒脑、驱虫驱蚊的作用。

具体材料	制作方法
丁香、薄荷、薰衣草、七里香、艾叶。	将上述材料按照1 ：1的比例混合在一起，装入香囊中，封口，拴上彩绳，就可以佩戴或者悬挂使用了。这个香囊的味道很好闻，非常适合炎炎夏日。

饮食方面的养生

大暑是全年最为炎热的节气，暑气最重，最容易夹杂湿气；同时，每个季节的最后18天归脾所主，脾最厌恶湿气。而大暑正值中伏，地湿上蒸，天势下迫，交蒸之气乱于肠胃之间。若此时喝冷饮很容易受寒湿，因阳气为阴气所遏，外则表气不宣，内则脾胃不和，机体常有身热、便溏、脘腹胀满的表现。

所以，总的来说，大暑养生的原则有两点：一是要遵从夏季养生的总原则，因为夏为阳，夏与心相应，夏天五化主长，所以要养阳、养心、养长；二是要根据大暑暑热湿盛的特征，进行健脾、益气、除湿。

当湿邪较多时，可以适当增加辛味食材的摄入，如花椒、葱、姜等，可以祛湿、增加食欲，防止饱腹受寒、腹泻伤阴。

大暑脾旺而肝肾之气弱，还要增加辛咸味，以平衡脏气。味咸的食物有猪排骨、海藻、贝类等。

另外，时令果蔬多有解暑功效，如茄子、番茄、冬瓜、豇豆、丝瓜、西瓜、凤梨等。这些果蔬中含有丰富的维生素和矿物质，也可以补充伏天出汗的损耗。

饮食与防晒

大暑时节，防晒是重点。下面给大家推荐一些具有防晒功效的食物。

在主食方面，全麦食品具有较好的防晒效果。全麦食品富含的维生素 B 族可以有效提高皮肤对阳光的抵抗力和复原能力，减少色素沉着；而且全麦食品属于粗纤维食物，能够清除体内积聚的毒素，减少黑斑形成。

单论防晒能力的话，番茄是很强的防晒食物。研究发现，番茄富含抗氧化剂番茄红素，每天摄入 16 毫克番茄红素，可将晒伤的危险系数下降 40%。如果不想被晒黑，不妨多吃些番茄，生吃的效果更好。

胡萝卜、芒果、木瓜、地瓜、南瓜等，含有大量的胡萝卜素以及其他植物化学物质，有助于抗氧化，可增强皮肤抵抗力。

与上述防晒食物作用相似的，还有富含维生素 C 的水果。建议每天吃 2 ~ 3 份水果，可以选择猕猴桃、草莓或是柑橘类水果。

坚果中含有的不饱和脂肪对夏季防晒也有相当大的作用，能够从内而外地软化皮肤，防止皱纹，同时具有保湿功效。

除了番茄红素、维生素 B、胡萝卜素、不饱和脂肪，及时补充水分对于防晒也非常重要。这方面，西瓜是首选。吃西瓜不仅能补充人体水分，西瓜汁中还含有多种具有皮肤生理活性的维生素，对面部皮肤有较好的滋润、防晒、美白效果。但是，通过饮食改善皮肤并不是立竿见影的事情，通常需要 30 天以上保持良好的饮食和作息，才能使皮肤状况有所改善。

尽管从饮食的角度给大家提供了上述夏季防晒建议，但其他必要的防晒措施也一定不能少。只有同时注重“内养”“外用”，才能清凉一夏，有效防晒。

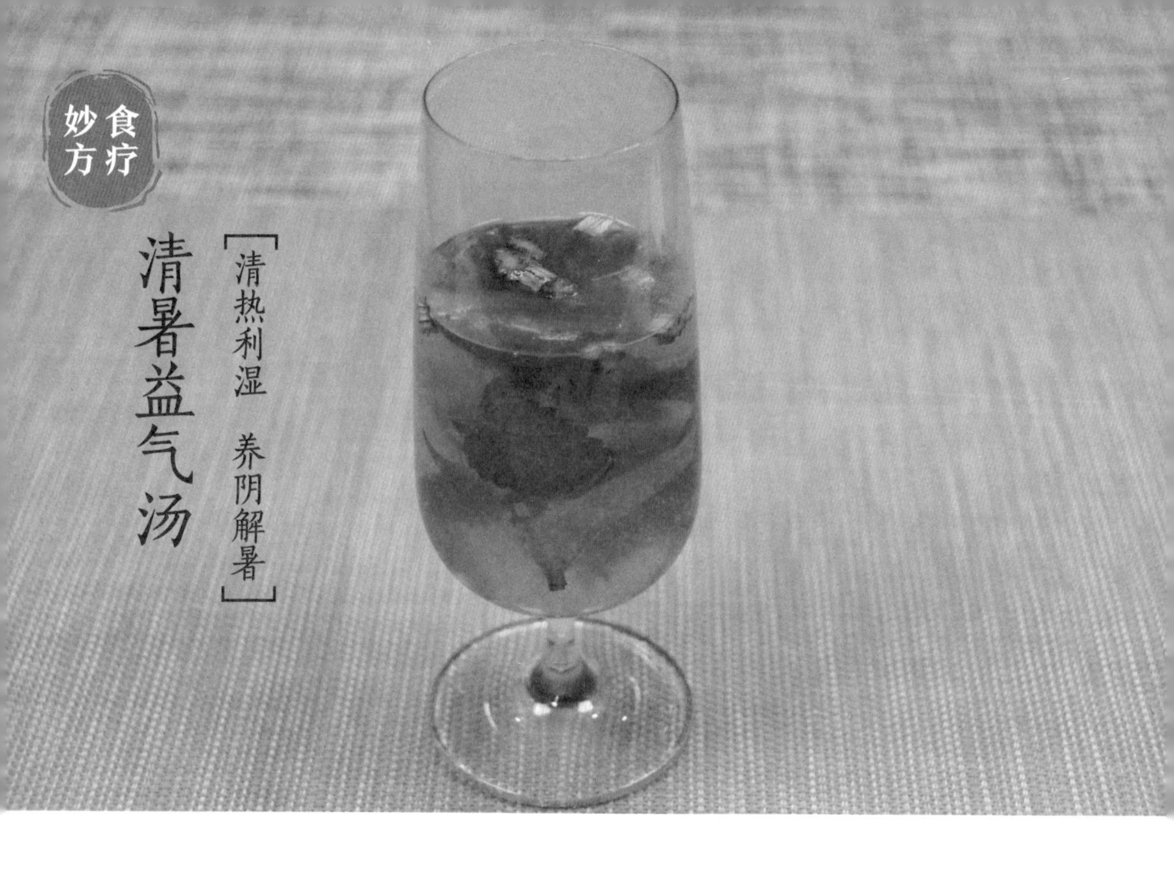

主要食材

太子参 5 克，西瓜翠衣 100 克，石斛 5 克，鲜荷梗 10 克，鲜白扁豆 10 克，鲜藿香 5 克。

具体做法

将上述材料用清水 1 000 毫升煎煮半小时左右，煮至剩余 500 毫升茶汤，即可饮用。

养生功效

太子参、石斛可以益气生津、养阴清热；西瓜皮瓤之间的“西瓜翠衣”，有“天然白虎汤”的美誉；鲜荷梗、鲜白扁豆、鲜藿香是清热解暑的食疗佳品。几者煎煮成汤饮用，有清热解暑、益气养胃之效。暑热得清，气津得复，则诸证自除。

注意事项：腹泻、腹痛、脾胃虚寒者应少喝。

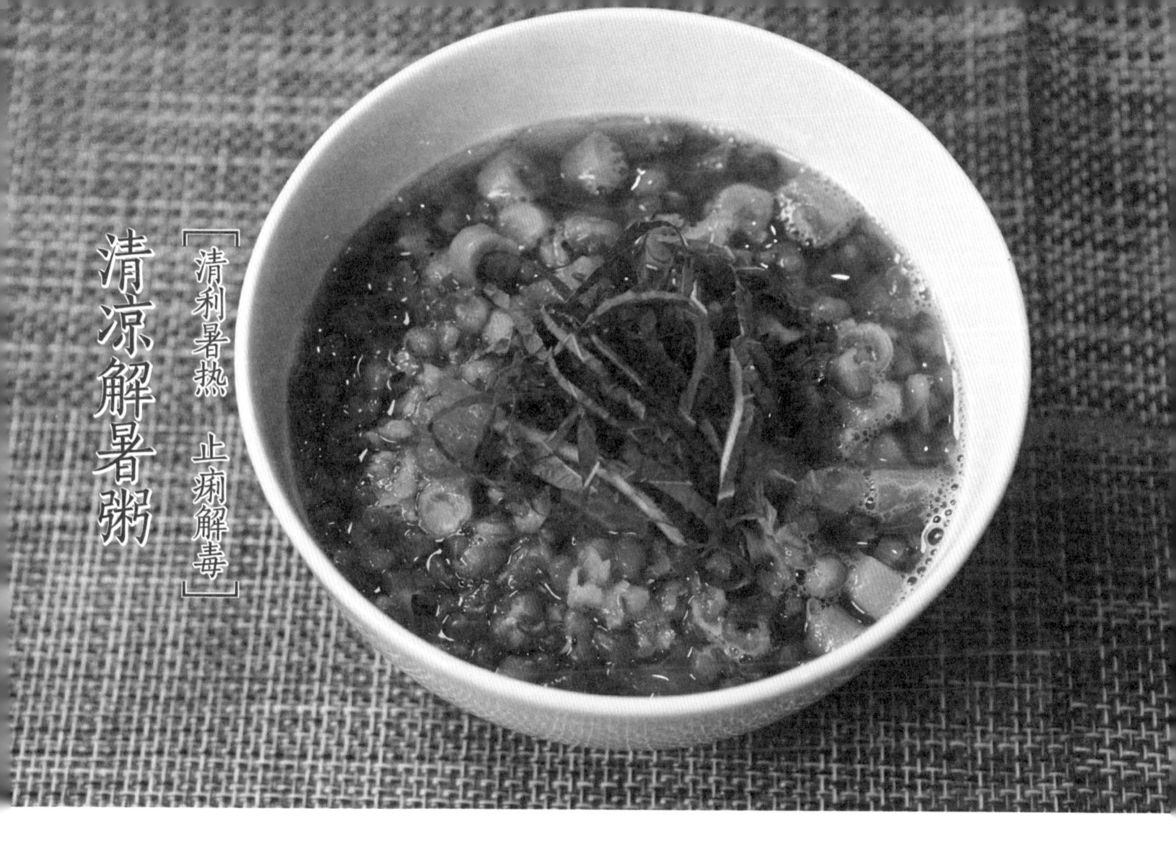

清凉解暑粥

【清利暑热　止痢解毒】

主要食材

苦瓜 50 克，绿豆 50 克，嫩豆角 100 克，紫苏 5 克。

具体做法

1. 把上述食材洗净备用，苦瓜去皮，切成小块，豆角切丁，紫苏切成细条，备用。

2. 绿豆放入锅中，倒入适量的清水，用大火煮，水沸后，改用小火焖煮，煮熟后，放入豆角、苦瓜，待全部食材煮熟后，放入紫苏即成。

养生功效

这款粥中苦瓜清热解毒、清心明目；绿豆解暑利尿，属夏令常用豆类，嫩豆角和中下气、益气健脾；另佐以少量紫苏行气以宽中除胀，解除中焦气机郁滞之胸脘胀满。适用于中暑、烦渴、口舌生疮、痢疾等暑热化火之症的食疗。

注意事项：食用此粥时，忌食一切温燥、麻辣、厚腻之物。

穴位养生方法

踞地虎视法

操作方法

1. 在大暑时节每天凌晨5点至早晨7点，双腿盘坐，两手握拳拄在地面上，拳心朝向体侧，头向上抬起。

2. 臀部微微抬起，重心前移，使两膝盖着地，两臂伸直，重心压在两个拳头上，背部弓起，吸气，同时转头扭肩向身后看，扭转到身体能承受的极限，同时冥想头顶与臀部相触及，停顿片刻后，呼气放松，恢复原位。左右各做 10 ～ 15 次，再行叩齿、吐纳、咽津法。

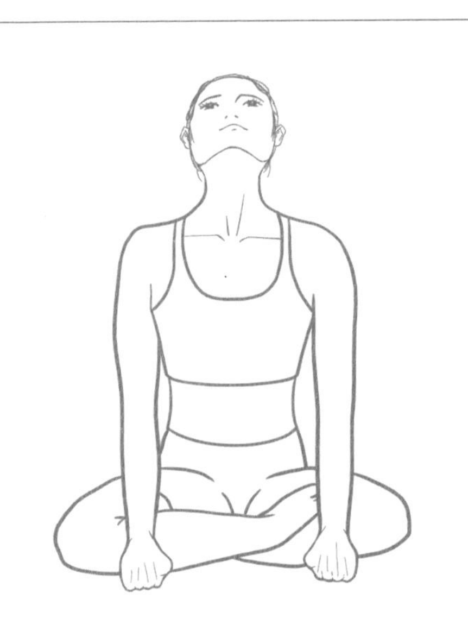

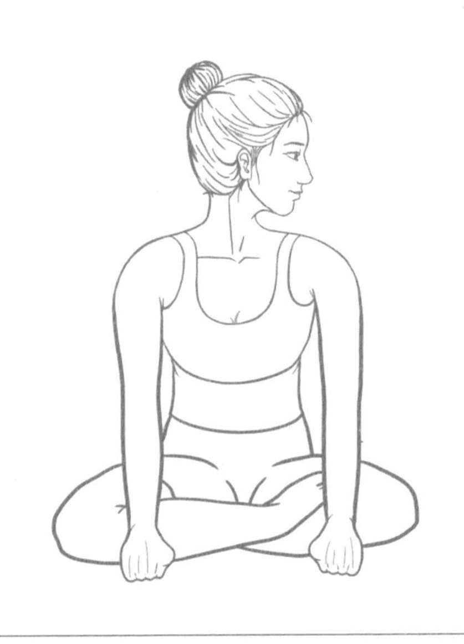

养生功效

这个养生功法的重点是增强肺气、开通膀胱经和督脉，振奋人体一身的阳气。督脉行于后背正中线，膀胱经在督脉两侧。扭头转身时，一定要背部弓起，用意念想象身体的尾闾和头部相接到一起，这样和呼吸配合，才能够使背部阳经得以打开，从而振奋人体阳气。

揉大椎

操作方法	
正坐低头，将食指、中指并拢，指尖用力揉按大椎穴 200 ~ 300 次，以局部有酸胀感为度。也可在风寒感冒时用手掌拍打大椎穴 5 分钟，以使身体出汗为度。条件允许也可以在大椎穴处拔罐刮痧，但要注意操作规范与安全。	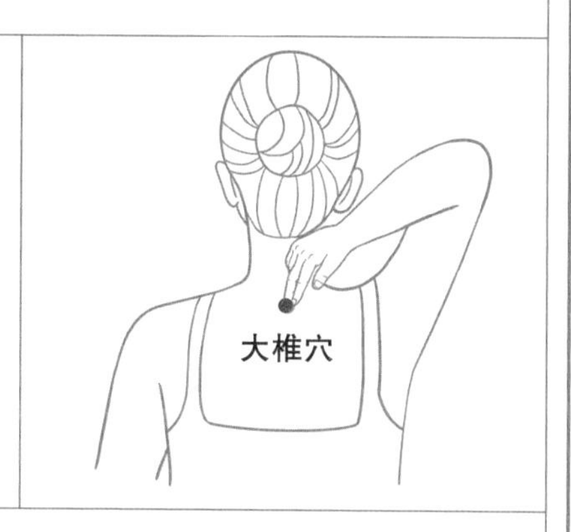
养生功效	
大椎穴位于颈背部，是手足三阳经与督脉的交会穴，具有统领一身之阳气，联络一身之阴气的作用。大暑是一年中日照最多、温度最高的时期。以天时应人体，大暑常按揉大椎穴有调节阴阳，助于阳气正常流转而不至于太过的作用，可以预防感冒、咳嗽、头痛等病症。	

情志养生

根据中医“天人相应”的理论，气候的变化会引起人体生理和心理的变化。大暑时节高温酷热，人们容易动怒，还会产生无精打采、思维紊乱等异常的心理状态，这就是“情绪中暑”。

俗话说，“心静自然凉”，大暑养心尤其需要“心静”，遇到事情尽量冷处理，多多宽容，心平气和，避免不良刺激，防止“情绪中暑”。大家还可以采取心理暗示法来调节情绪，若有三伏闲情在，便有清凉在心间。

结语

大暑炎热之气旺盛，建议大家晚睡早起，顺应自然，保养阳气。午休片刻，可以养心。此节气脾旺而肝肾气弱，日常饮食要增加辛咸味以收敛阴液、平衡脏气。暑热蒸腾不应阴冷贪凉，谨防伏天泄泻。少动多静、劳逸结合也有助于固护阳气、保持体力。

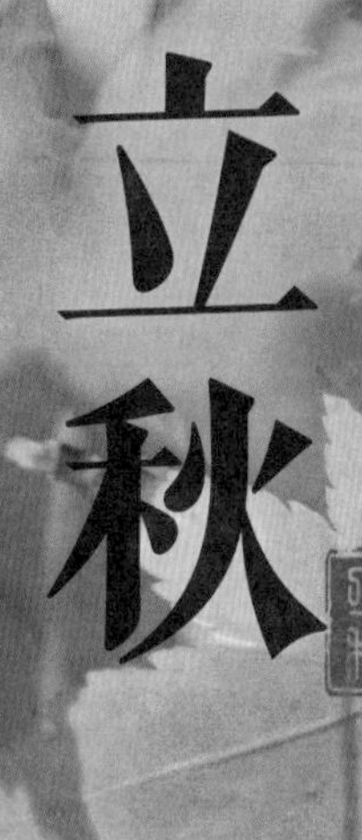

滋阴益胃，凉血生津藜麦粥

内固元阳，养肾益真灸关元

立秋的来历

立秋是二十四节气中的第13个节气，在每年阳历的8月7日到8月9日左右，这时，太阳黄经达到135°，“斗指西南”，是秋天开始的节气。

《月令七十二候集解》中讲道：“秋，揪也，物于此而揪敛也。”意思是说，秋天是收敛的季节，万物在这个时节里收敛成熟，不再生长。

早稻收割，就是立秋的开始，这时候遍地都是丰硕繁华的景象。民间自古就流传着许多与立秋有关的谚语，比如“立秋三场雨，秕稻变成米”“立秋雨淋淋，遍地是黄金”等。硕果累累的金秋是带给农民朋友们欢乐的日子。

立秋有三候：一候，凉风至。西方凄冷之风曰凉风，温变而凉气始肃也。刮风时人们会感觉凉爽，此时的风已不同于暑天的热风。二候，白露降。大雨之后，清凉风来。而天气下降茫茫而白者，尚未凝露，故曰白露降，示秋金之白色也。三候，寒蝉鸣。秋天感阴而鸣的寒蝉也“知了、知了”地叫个不停。有诗《立秋》曰：“一叶梧桐一报秋，稻花田里话丰收。虽非盛夏还伏虎，更有寒蝉唱不休。”

立秋的养生方法

○ 起居方面的养生

立秋之时，天高气爽，应开始早睡早起。早睡是顺应阳气的收敛，早起是为了让肺气得以舒展，防止收敛太过。立秋处于初秋时节，此时暑热还没有完全褪去，虽然常有凉风，但是天气变化无常，即使在同一地区也会出现“一天有四季，十里不同天”的情况。因此穿衣服不宜过多，否则会影响机体对气候转冷的适应能力，容易受凉感冒。

立秋之后，虽然有一段时间天气还比较热，但是早晚已经变凉了，此时，燥气行令，也就是“秋燥”来了。

秋季与肺相应，肺与大肠相表里，其开窍于鼻，与五行金属性相关。肺与脾之间相生相克，肺主宣发肃降，同时掌管人体二十四节气的气机变化，使之与自然界的变化相一致。《温病条辨白话解》解释，燥热气候可能导致体内火气上升，影响清空气道，引发诸如耳鸣、眼红、牙龈肿胀、咽喉疼痛等症状。因此，立秋时的养生需特别关注养肺、滋阴、收敛、润燥、护肝等方面，以防止燥邪伤肺、肺过克肝的情况发生。

在立秋这天，民间曾流行用悬秤称人，将体重与立夏时的做对比的习俗。因为人到夏天，饭食清淡简单，体重大多都会减少一点。秋风一起，人们胃口大开，不妨多吃一些有营养的食物，以补偿夏天的损失。

✿ 饮食方面的养生

《素问·藏气法时论》中讲道："肺主秋……肺欲收，急食酸以收之，用酸补之，辛泻之。"可见，酸味能收敛肺气，辛味会发散泻肺，而秋天宜收不宜散，所以要尽量少吃葱、姜等辛味食物，适当多吃酸味的果蔬。

秋天，肺金当令，肺金太旺则会克肝木，所以《金匮要略》中又有"秋不食肺"之说。秋天燥气当令，容易伤津液，饮食上还应以滋阴润肺为宜，可适当食用海带、藕粉、银耳、芝麻、乌骨鸡、猪肺、豆浆、鸭蛋、鹅蛋、蜂蜜、橄榄、糯米、粳米、乳品、燕麦、藜麦等柔润的食物，以滋阴润燥、益胃生津。

水果可以多吃苹果、石榴、葡萄、芒果、阳桃、柚子、柠檬、山楂、甘蔗、梨、枇杷、菠萝等。

蔬菜建议多吃藕、菠菜、银耳、山药、百合、荸荠、扁豆等。

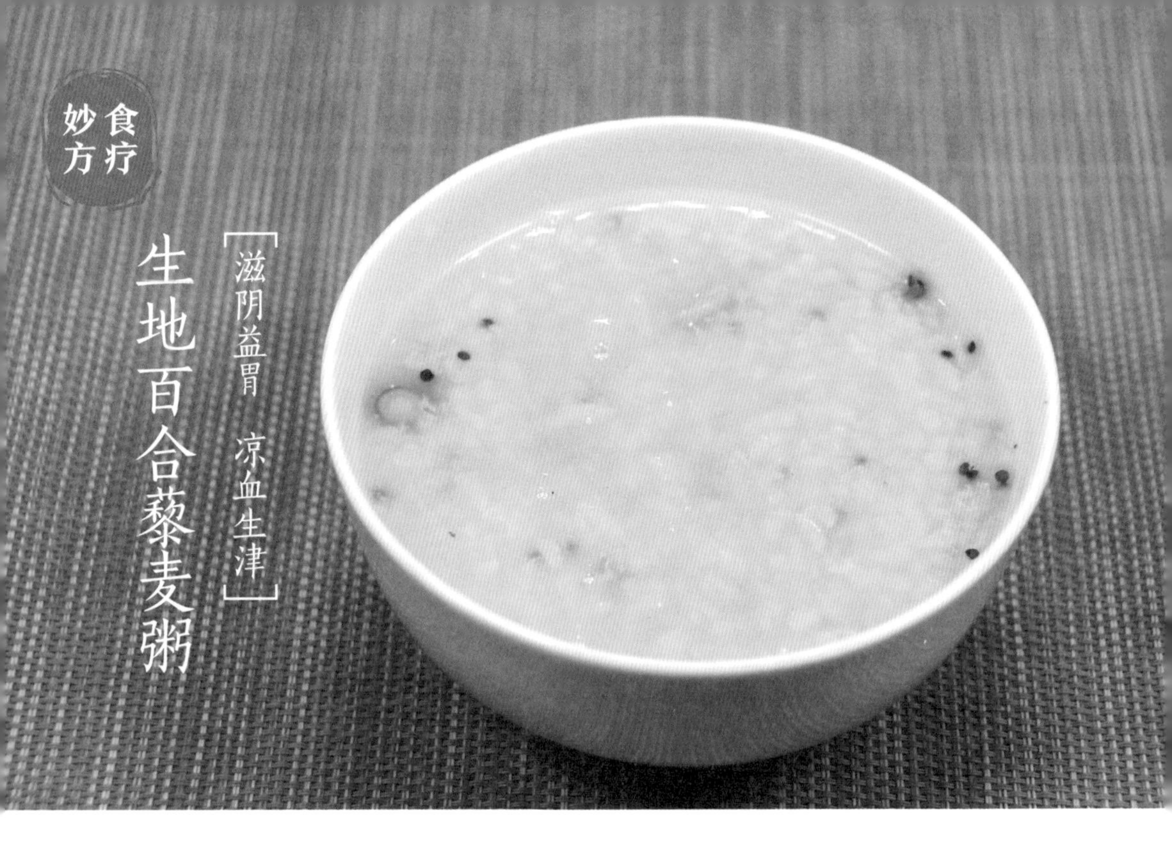

生地百合藜麦粥

滋阴益胃　凉血生津

主要食材

藜麦 50 克，生地黄 15 克，白果 5 颗，百合 20 克。

具体做法

1. 把新鲜的生地黄洗干净，切成小块，放入锅中加适量清水煮半小时左右。
2. 加入藜麦、白果、百合一起煮，煮熟后即可食用。建议一周吃 2 ~ 3 次。

养生功效

生地黄、百合在此方中共奏滋阴之功，白果清肺止咳，这款粥品尤其适合气阴亏虚导致的口鼻干燥、眼睛干涩、皮肤干燥瘙痒、面部皱褶明显的人群食用。藜麦属于优质碳水化合物，可以降低餐后血糖，也适用于肺结核、糖尿病患者的膳食。

注意事项：脾胃虚寒、腹泻腹痛者要少食。

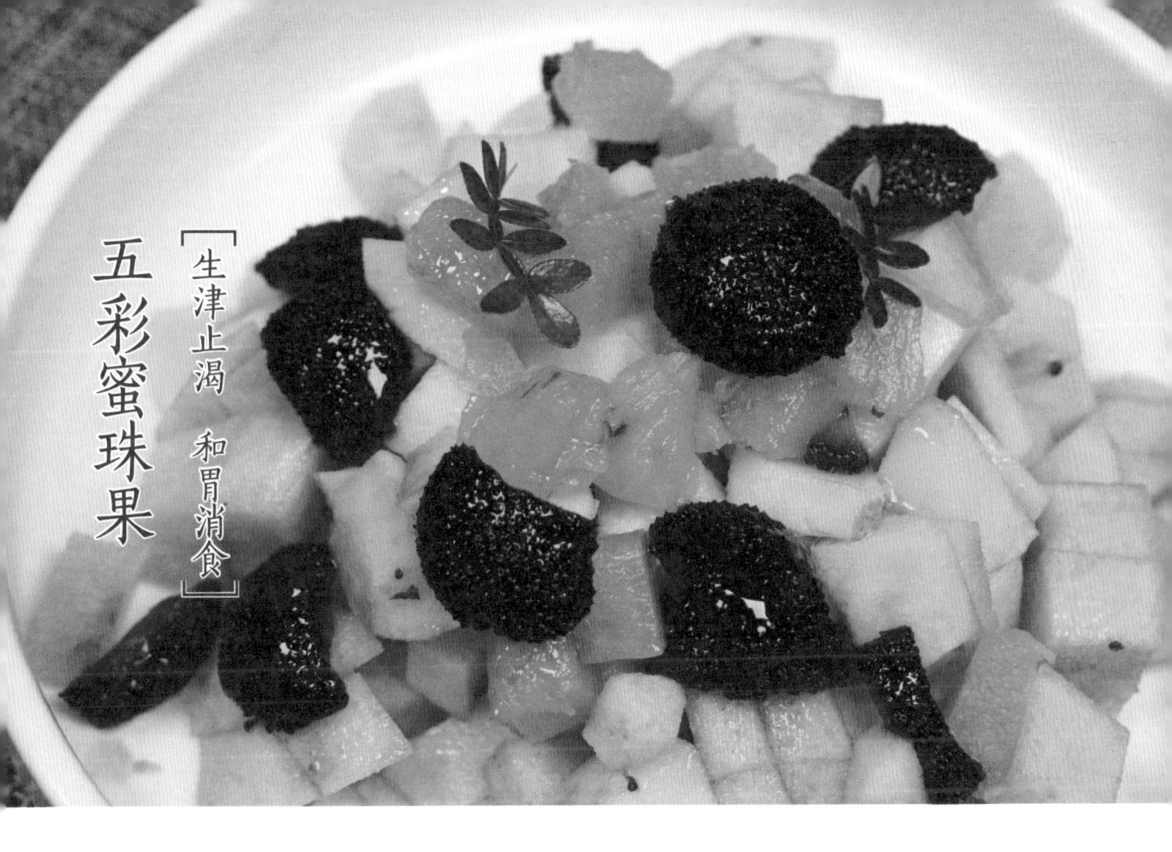

五彩蜜珠果

「生津止渴　和胃消食」

主要食材

苹果 1 个，鸭梨 1 个，菠萝半个，杨梅 10 粒，荸荠 10 粒，柠檬 1 个，蜂蜜适量。

具体做法

1. 把苹果、鸭梨和菠萝洗净去皮，切成小块，荸荠去皮洗净，杨梅洗净，装入盘中。
2. 把柠檬汁加入 5 毫升的蜂蜜中，食用时，把柠檬蜂蜜汁倒在上述水果上即可。

养生功效

这五种水果辅以甘平之蜂蜜，可补中润燥。本品兼具滋阴、补肺、健脾、利水的功效。适合口舌干燥、口舌生疮、皮肤干燥的人食用。

注意事项：脾胃虚寒、腹泻腹痛者尽量少吃。

穴位养生方法

立秋穴位养生的核心原则，是保持肺、脾、肝三条经络气血津液运行的润泽调畅，保证营养的摄入和代谢废物的排出，从而纠正肺、脾、肝三脏的微小失衡，保持三脏的功能顺畅调和。

缩身拱背法

操作方法

每天清晨，行打坐式。将两手按在身体两侧，用鼻子慢慢吸气，深吸一口气停住，上半身向前俯下，再吸气，同时低头，收缩会阴，躬背向上，用意念想象百会与会阴两头收紧，使整个脊柱上躬到极致，稍停片刻，再呼气放松，身体还原。反复做 3 ~ 5 次。然后叩齿、深呼吸、咽津。

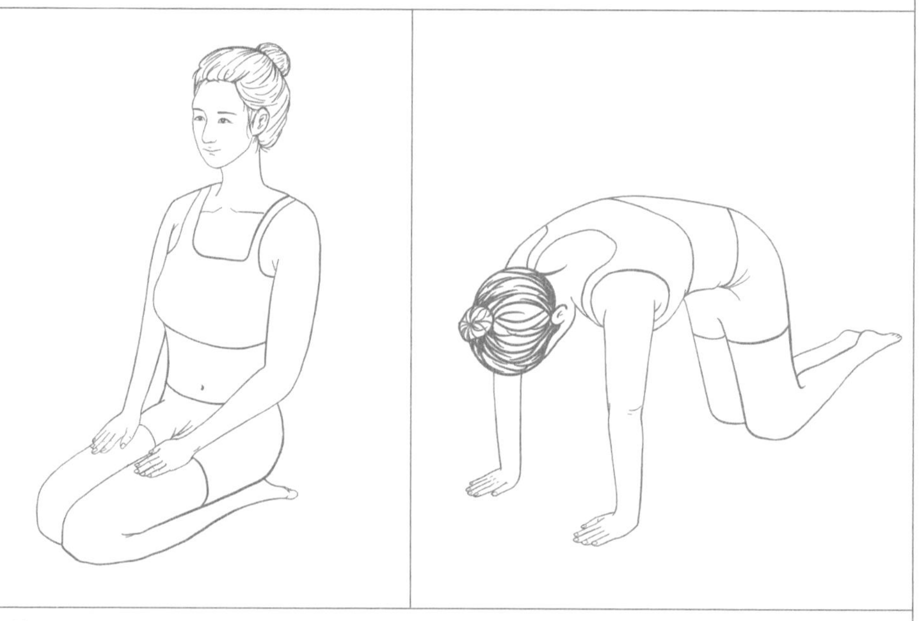

养生功效

此功法可以锻炼脊柱后背，调理两胁胆经，同时还可以强化心肺功能。对胆火上扰引起的口苦、胸中烦闷引起的叹气、胸胁两侧疼痛所致的转身困难、面色灰暗、肌肤缺乏光泽等问题，都有一定的调理功效。

艾灸关元穴

操作方法

关元穴，“关其元精之门，闭而储藏之谓也”，位于脐中下四横指处。在立秋时节，多艾灸此穴，可以收元阳以内固，金水相生，益真火，养肾气，以备冬藏。犹如安炉立鼎，元阳旺盛，内养脏腑，外御风寒。

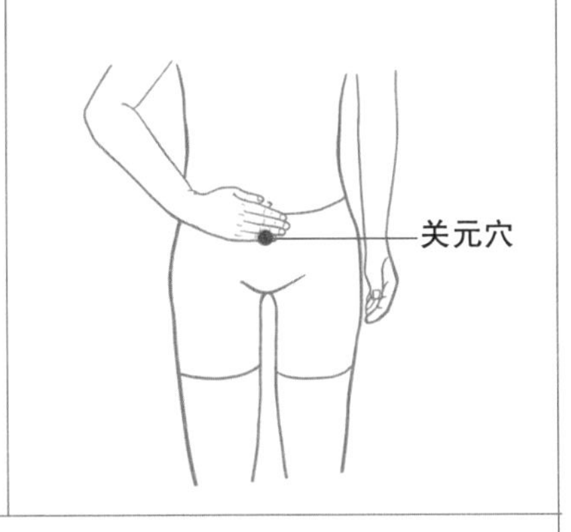

养生功效

立秋时节，艾灸关元，可以顺应时令之变，以合脏气生藏之机，符合秋天的养与收。

情志养生

立秋之后，最明显的变化就是白天缩短，夜晚变长。研究表明，光照时间的变化是影响情绪的主要因素之一。夏季白天变长，容易躁狂，秋季白天变短，容易抑郁。秋冬季节也是抑郁症容易反复发作的季节，所以大家要注意调节自身的情绪，适当到户外接触日光，乐观应对天气和季节的变化。顺天而行，福报自来。

结语

立秋时节天高气爽，应当早睡早起。立秋处于初秋时节，暑热未尽，不宜穿衣过多，否则会影响机体对气候转冷的适应能力，容易受凉感冒。除了要遵从秋冬养阴的总原则，还要特别注意养肺、养阴、养津、润燥、护肝，以及防燥邪伤肺，肺过克肝。

处暑

生津润燥，益气健脾五彩饭
反捶背脊，舒筋活络调呼吸

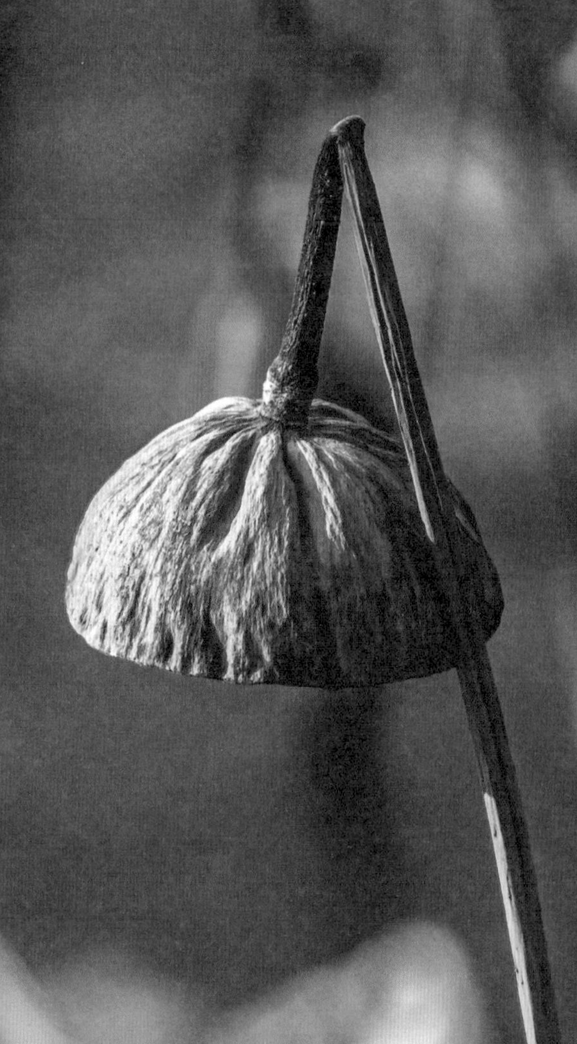

处暑的来历

处暑是二十四节气中第 14 个节气，在每年阳历的 8 月 23 日左右，此时太阳达到黄经 150° 。处暑和小暑、大暑一样，也是一个反映气温变化的名称。“处”的意思，就是躲藏、终止。《月令七十二侯集解》有言：“处，去也，暑气至此而止也。”意思是说，暑气将在这一天结束，大地即将迎来冉冉的秋意。

这种节令的变化，在农事上自然也会有所反映。民间有大量和处暑相关的谚语，比如“处暑早的雨，谷仓里的米”“处暑好晴天，家家摘新棉”。

处暑时节，天地景象开始肃杀，多数植物不再萌发新芽。肃清之后，必然会带来萧瑟之气。但天气肃杀之后，庄稼才会有收成，这时候，大多农作物已经成熟了。

处暑的养生方法

○ 起居方面的养生

处暑正处在夏秋换季的时节，处在热转凉的交替时节，自然界的阳气由疏泄趋向收敛，这时候早晚已经非常凉快了，人体出汗开始减少，水盐代谢开始由夏天的不平衡转为平衡，人体机能从活跃期转入生理性休整期，阴阳之气的盛衰也随之转换，而这些转换需要消耗能量。所以，人到此时容易产生莫名其妙的“秋乏”，该怎么办呢？

从处暑开始，大家的起居要进行相应的调整，尤其是要保证睡眠充足，应早睡早起，夜晚睡觉不要晚于23点，最好能比之前多睡1小时。可以是晚上早睡1小时，也可以加1小时午休，这样才能适应“秋乏”，保持充沛的精神，以在冬天来临之前，保存能量，养精蓄锐。

另外，夜晚睡觉要注意关好门窗，腹部盖层薄被，以防止脾胃受凉。白天只要室温不高，就不要开空调，可以多开窗通风，让秋杀之气驱一驱热潮湿浊的暑气。

✿ 饮食方面的养生

春夏养阳，秋冬养阴，处暑处于夏秋交换之时，所以要开始养阴。从处暑开始，空气湿度降低，很容易出现皮肤、鼻腔、口舌干燥疼痛，大便干结等症状，要及时采取措施，预防秋燥。

此时也是身体肺经当令之时，因而养肺很重要。要多吃滋阴润肺的食物，防止燥邪损伤。梨、银耳、沙参、鸭肉等，都是养阴生津的不错之选。

总的来说，处暑的饮食原则是“少辛增酸”。增酸，就是多吃酸的食物，可以适当食用山楂、葡萄、梅子等酸味的水果，来收敛过旺的肺气，酸味食物还有非常强的滋阴效果。少辛，就是要少吃辛辣的食物，因为辛味食物有发散的作用，会让人出汗，少吃辛辣食物可以减少肺气的耗散。因此，处暑后，辣椒、花椒、姜等食物就不适合吃了，烧烤类的食物也同理。

另外，人体经过整个炎炎夏日，热积体内。如果整个夏天都贪喝冷饮，晚上睡觉又不护着肚子，就很容易造成中焦脾胃因寒而泻。所以，处暑时节也要注意益气健脾，冰镇西瓜这类凉性的水果要少吃，否则不仅容易导致腹泻，也会损伤脾胃阳气。

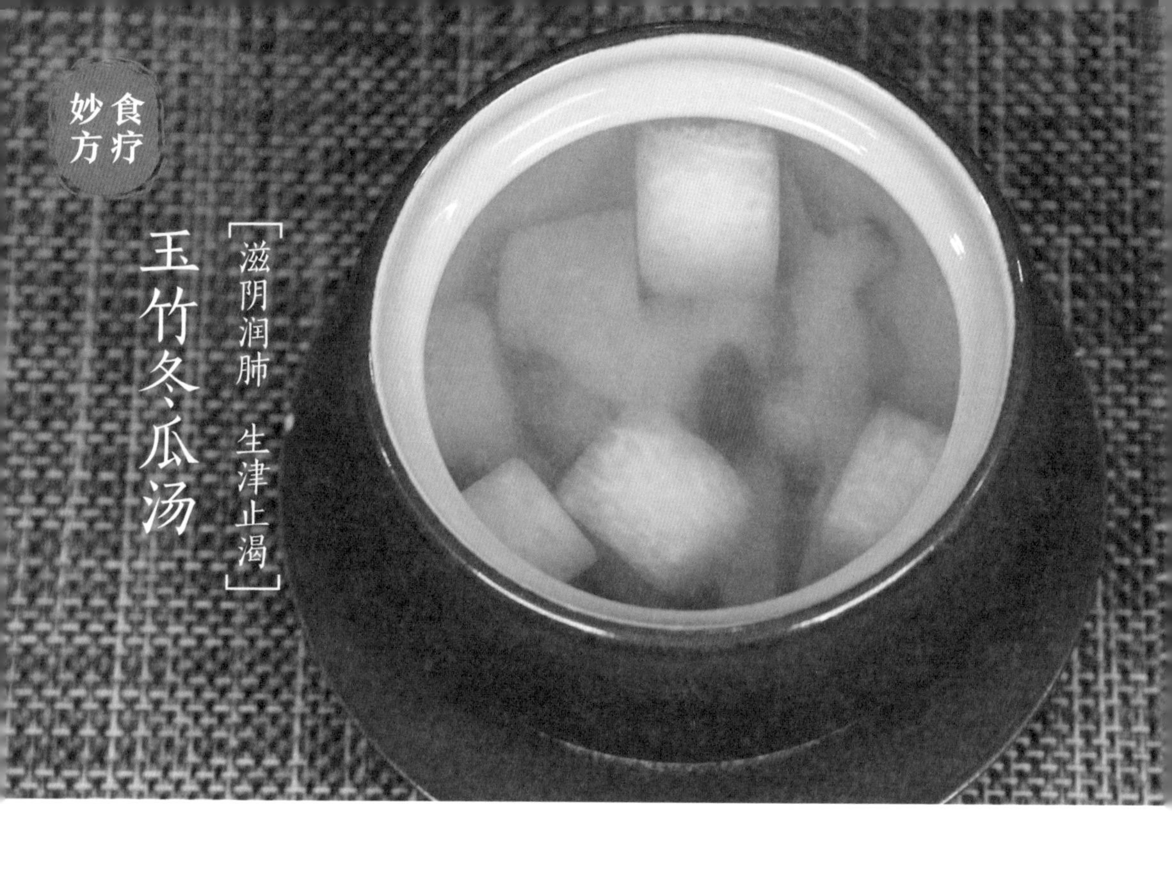

玉竹冬瓜汤

【滋阴润肺　生津止渴】

主要食材

冬瓜 100 克，沙参 5 克，麦冬 5 克，玉竹 5 克。

具体做法

锅中加清水，放入沙参、麦冬、玉竹，先用大火烧开，煮半小时，然后再放入冬瓜，待煮软以后即可食用。

养生功效

冬瓜具有清热解暑、利尿护肾、减肥瘦身的作用。而沙参、麦冬和玉竹都有养阴润燥、润肺化痰、益胃生津的功效。玉竹冬瓜汤适合肺胃阴虚导致的烦热口渴、干咳无痰、口鼻干燥、夜间口渴严重者食用。

注意事项：脾胃虚寒、腹痛腹泻者禁食。

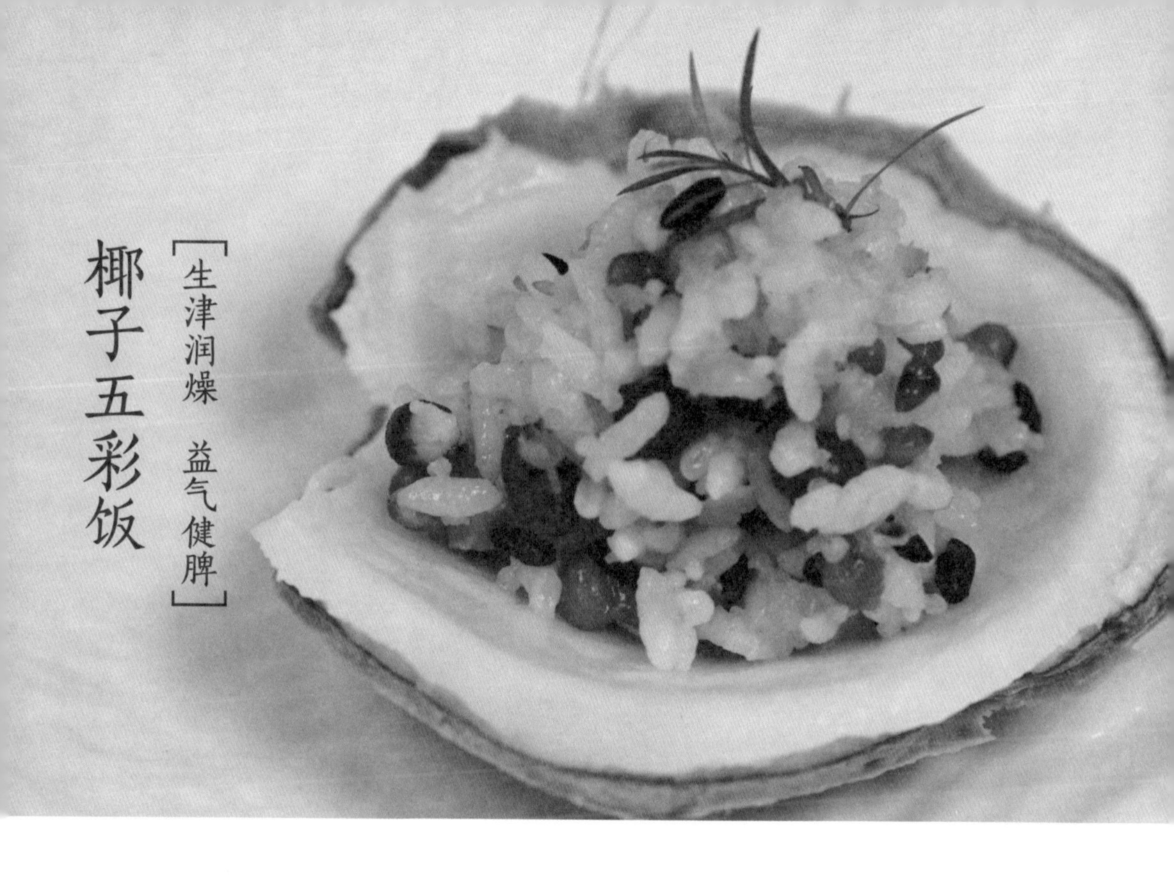

椰子五彩饭

【生津润燥 益气健脾】

主要食材

去皮椰子 1 个，紫米 100 克，小米 50 克，糯米 50 克，红豆 30 克，绿豆 10 克。

具体做法

1. 紫米、小米、糯米、红豆、绿豆洗净备用。

2. 把椰子切开一个口，将椰汁倒出，将洗干净的 5 种食材放入椰子内，加入适量的清水没过食材，上火蒸 1 小时左右，熟透后即可食用。

养生功效

椰子具有生津止渴、美容护肤的功效。红豆益气健脾，清热利湿。绿豆清热解毒，可调理暑热烦渴、水肿痢疾。紫米益气健脾、润肠通便。本食疗方尤其适合食欲不振、倦怠乏力的脾胃虚弱者食用。

注意事项：五更腹泻者应少食。

穴位养生方法

反捶背脊法

操作方法

1. 每天凌晨 5 点至早上 7 点之间，双腿盘坐，双手扶在膝盖上，肩部不动，吸气，向一侧转头，转到极致后，再抬头向上，双眼向上看。略停片刻后，呼气，放松还原，再做另一侧。

2. 两手握拳捶背，捶背的时候，腰背要挺直，可以用拳头的背面或者侧面稍微用力捶打，并且尽量让捶打的位置靠近背部上方。左右同时捶打 35 次，再行叩齿、吐纳、咽津法。

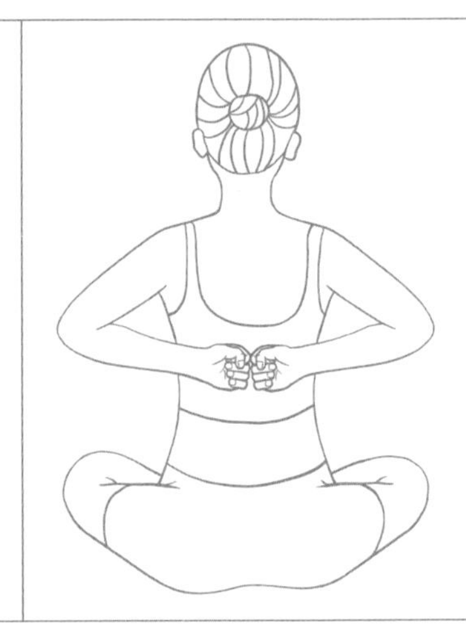

养生功效

反捶背脊法，能够舒筋活络，调畅呼吸，去除肩背、关节等部位的风湿邪气，对肩背痛、胸痛、脊柱痛有一定的调理效果。

拿五经

操作方法

五指张开，分别置于前发际督脉、膀胱经、胆经的循行线上。将五指指尖立起，用力点按 5 ~ 10 秒，使点按处出现明显的酸胀感，然后指尖放松，五指垂直向下移动约半厘米的距离，再次用力点按。如此反复点按，从前发际一直点按至后头部枕骨隆起处计为 1 次，共操作 20 ~ 30 次。

操作时如遇某个部位的疼痛感较为明显，可用力按下后用指尖做揉法 1 分钟，然后再继续如上操作。可于每日清晨起床后对镜操作。

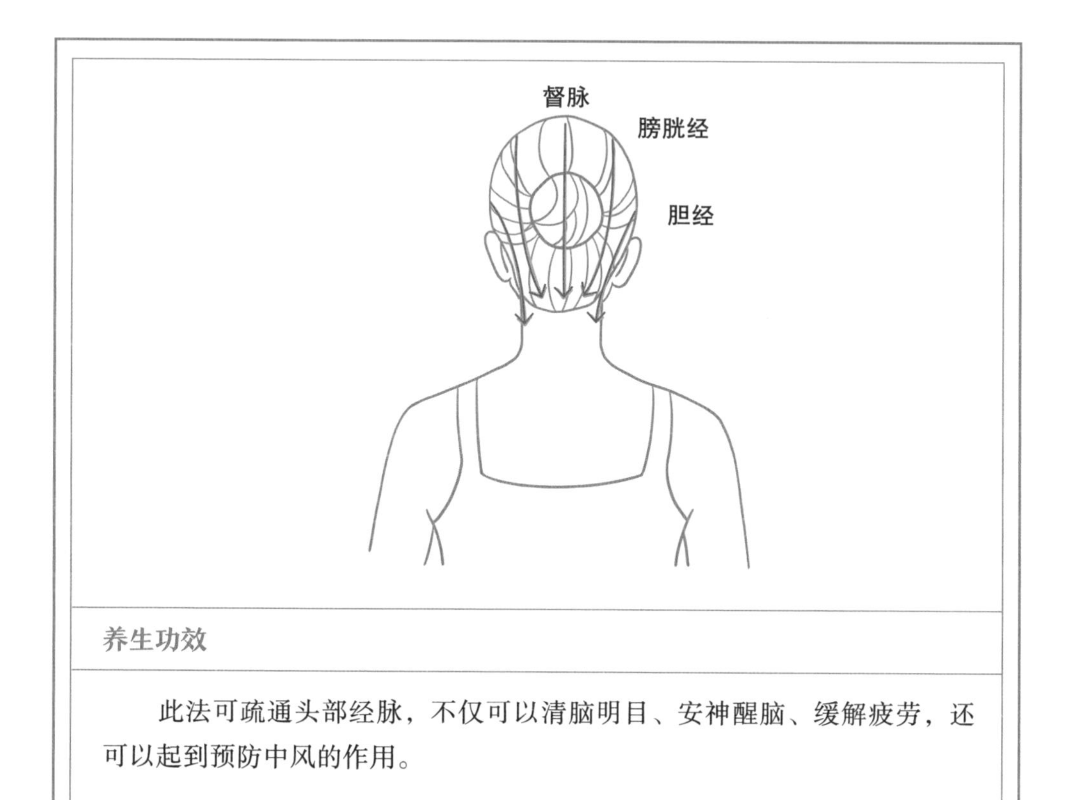

养生功效

此法可疏通头部经脉，不仅可以清脑明目、安神醒脑、缓解疲劳，还可以起到预防中风的作用。

情志养生

五志，肺主悲伤，心主欢喜；五行上，心火克肺金。所以，处暑养肺就要做到神志安宁、心情舒畅，切忌忧愁和悲伤，即使遇到伤感的事情，也要主动去排解，这样才能消除肃杀悲凉之气对身心的影响。

通俗来说，心平气和是养肺最好的方法。因为肺是呼吸器官，而情绪变化表现最明显的地方就是呼吸。呼吸的急促、不平稳不仅会增加肺的负担，同时也会导致阳气外泄，使肺气无法收敛。因此，处暑时节一定要注意情志调养，保持内心宁静。

结语

处暑正处在由热转凉的交替时期，应当早睡早起应对“秋乏”。肺经当令之时，需要以“增酸减辛”为宗，养阴润肺，防止燥邪损伤。从立秋到处暑，天气以湿热并重为特点，此时仍要注意固护脾胃，不要贪凉，以免损伤脾胃阳气。

白露

开胃润燥，补精益髓菊花蟹
正身旋脊，祛风散寒调脾胃

白露的来历

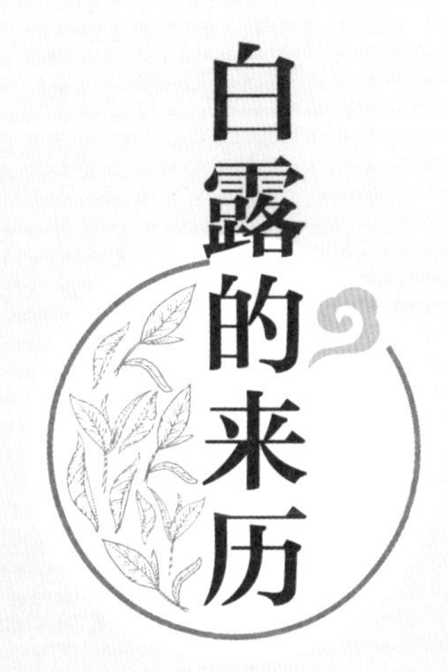

白露是9月的第1个节气，也是二十四节气中的第15个节气，在每年阳历的9月7日前后，此时太阳达到黄经165°。

关于白露名字的由来，历书中提到，“斗指癸为白露，阴气渐重，凌而为露，故名白露”。《月令七十二候集解》中也有记载：“水土湿气凝而为露，秋属金，金色白，白者露之色，而气始寒也。”意思是说，金秋时节，天气渐凉，气温下降，夜里空气中的水汽遇冷会凝结成细小的露珠，所以这个时节叫“白露”。

白露是一个充满诗情画意的节气，与春天的升发明快不同，白露时节内敛而平和，《诗经》里就有“蒹葭苍苍，白露为霜。所谓伊人，在水一方”的千古名句。

民间也有很多关于白露的谚语，如“白露秋分夜，一夜凉一夜”“草上露水凝，天气一定晴”“喝了白露水，蚊子撅了嘴”，这些谚语里蕴含着很多自然规律，非常有趣。

白露的养生方法

起居方面的养生

人体经过整个夏天的活跃，加上大热天睡眠时间的减少，平时睡眠不好的人，很容易在白露时出现心肾失调诸证。

所以，到了白露时节，最好能够早睡早起。晚上早点睡，22点左右最好，这样可以收敛阳气、保养阴气，对五脏安宁很有帮助。早上早些起床锻炼身体，舒展一下筋骨，可使肺气得以舒展，防止过度收敛。但要注意锻炼时，微微出汗即可，不能大汗淋漓。

从白露开始，早晚温差会很大。白天不再适合穿露背、露胸、露腿的衣裤。夜晚的凉意也是一天比一天明显，睡觉的时候要撤掉凉席，关上窗户和空调，换上长袖睡衣。同时，一定要注意防风、避露，因为风露沾身很容易引发关节疼痛。

饮食方面的养生

白露是典型的秋天节气。此时气候转凉，天地清肃，人体阳气收敛。所以，白露时节的养生原则是敛阳育阴。

这个时节，可以多吃茎类和大叶类的蔬菜，比如西芹、香芹、芥蓝、大白菜、茭白、秋葵、百合、莴笋、莲藕、菠菜等。茭白肉质肥嫩，可以滋阴，使皮肤润滑细腻。秋葵脆嫩多汁，滑润不腻，有很好的滋阴效果，非常适合这个季节食用。

水果类建议多吃葡萄、石榴、苹果、雪梨、山竹、香蕉、菠萝等，但要注意适可而止，不能多吃，否则影响脾胃功能。

另外还可食用一些补肺润燥的食物，比如蜂蜜、胡萝卜、梨、龙眼、杏仁、红薯、芋头等，能够补充体液水分。

以上是适合白露时节吃的食物，下面介绍一些不适合这个时节吃的食物。

俗话说，“一年之内，秋不食姜；一日之内，夜不食姜”，因为秋季天气干燥，生姜等辛辣的食物很容易加重肺燥，所以不能多吃。

俗语还有“秋瓜坏肚”的说法。这是指过凉的瓜果容易造成脾胃虚弱，所以白露之后就不再适合吃西瓜一类的食物了。

此外，在白露时节，要注意避免鼻腔疾病、哮喘病和支气管病的发生。特别是会因为过敏而引发上述疾病者，在饮食调节上更要慎重，一定要少吃或者不吃鱼虾等海鲜、生冷炙烩腌菜、辛辣酸咸甘肥的食物，比如带鱼、螃蟹、虾类、韭菜花、黄花菜、胡椒等，要吃清淡、易消化且富含维生素的食物。

总的来说，白露的饮食原则就是“少辛多酸”，即减少辛辣之物的食用，因为辛辣的食物容易生阳、损阴；适当多吃酸味食物，辅助一些甜味食物，因为酸甜的食物可以化阴、滋阴。

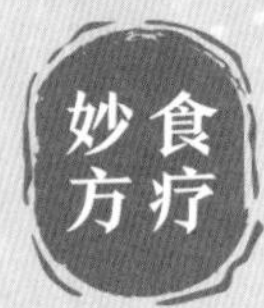

菊花蟹酿橙

【开胃润燥　补精益髓】

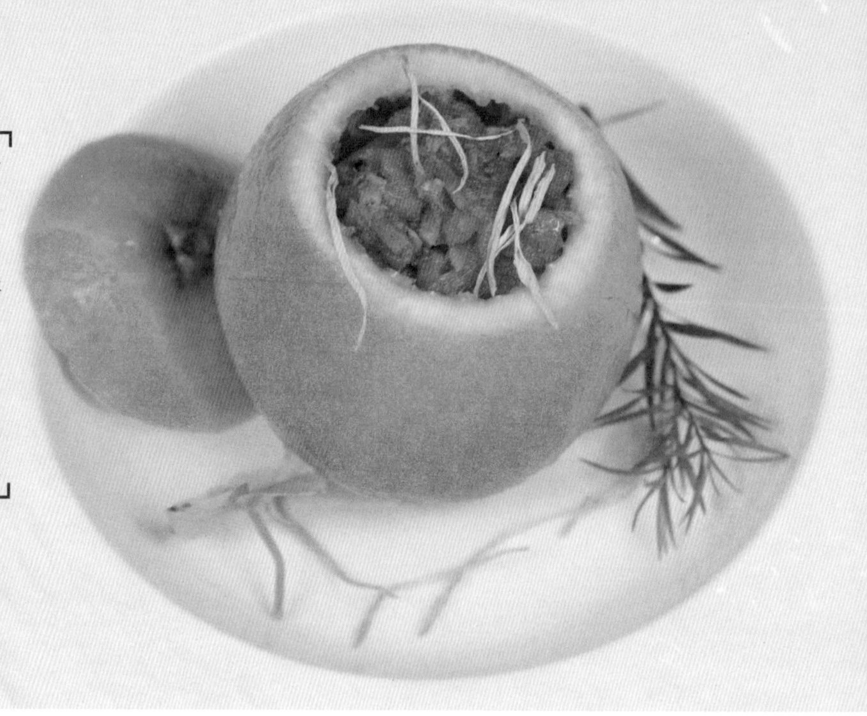

主要食材

大闸蟹 2 只（一公一母），脐橙 2 只，菊花 2 朵，姜、盐、糖、花雕酒、淀粉适量。

具体做法

1. 在脐橙顶部的三分之一处横切开来，挖去部分橙肉，将橙子做成盖碗状，备用。

2. 大闸蟹上锅蒸熟后，把蟹肉剔出来，放入油锅内翻炒，加入姜末、盐、糖、花雕酒调味，将熟时，再加入少量淀粉浆炒匀。

3. 将炒好的蟹肉趁热倒入做好的橙碗中，再把挖出来的橙肉挤出汁，淋到碗里，最后撒上菊花瓣，盖上橙子顶，上锅蒸 3 分钟即成。

养生功效

大闸蟹虽性寒，但有健胃消食、填髓通络的作用，还能消肿解毒。脐橙酸甘化阴，生津止渴，开胃下气。菊花蟹酿橙每周间隔烹饪食用，能够开胃润燥、补精益髓、活血通络，非常适合白露时节的食疗调养。

注意事项：对海鲜过敏、有湿疹等皮肤疾患及患肿瘤者不能食用。

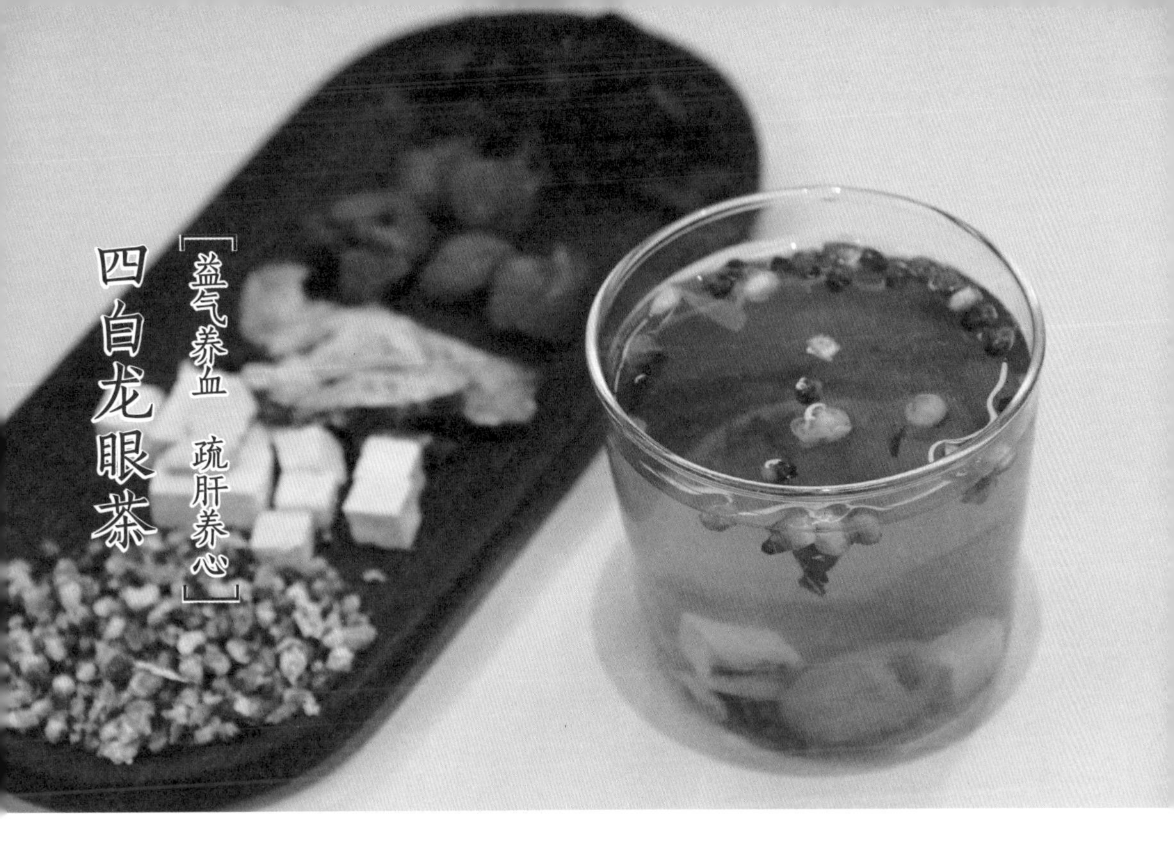

主要食材

白茯苓 5 克，白术 5 克，白梅花 2 克，白露茶 3 克，龙眼肉 3 枚。

具体做法

将白茯苓、白术、白梅花和龙眼肉放入茶壶中，加水煮沸，再用煮好的水冲泡白露茶，泡好后即可饮用。

养生功效

茯苓、白术健脾以通利水道；白梅花疏肝和胃，又能止咳化痰；龙眼肉入血分，可以滋阴补血、养心安神。以上四者与白露茶同煎，共奏益气养血、疏肝养心之功。尤其适合因气阴两虚而导致的咽喉肿痛、大便干燥、心烦不宁者饮用。

注意事项：腹泻、腹痛、脾胃虚寒者要少喝。

穴位养生方法

正身旋脊法

操作方法
1. 在白露时节，每天凌晨 5 点至早上 7 点之间，盘腿坐好，正身端坐，两手放在膝盖上。 2. 吸气，向右侧转头，转到极致，同时，双手用力推膝盖。稍停片刻，放松呼气，还原坐姿，再做另一侧。左右各做 15 次，然后行叩齿、吐纳、咽津。

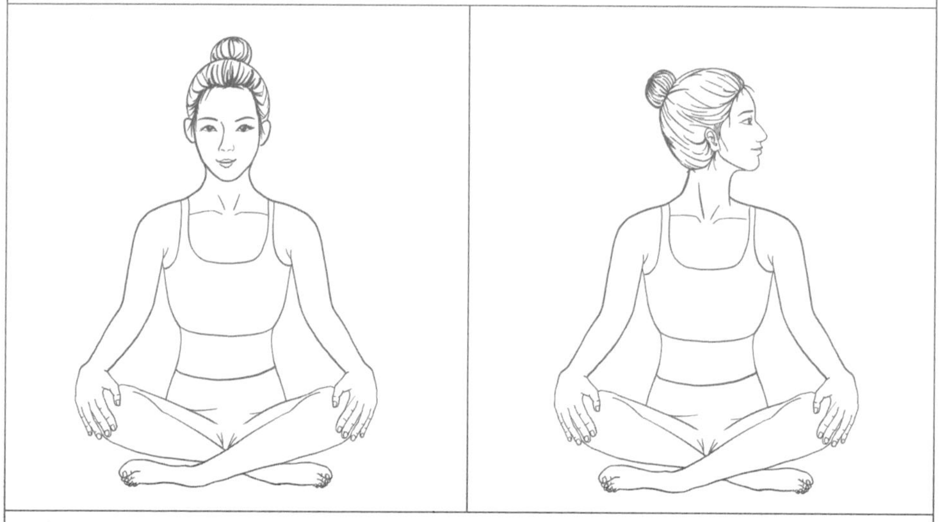

养生功效
正身旋脊法能够锻炼脊柱及腰背，祛除腰部、背部的风寒邪气，调理胃经和肝经，以达到防病保健的目的。

鼻翼按摩法

由于白露时节天气干燥，呼吸系统功能减弱，很容易出现鼻塞、流涕、过敏等症状。下面的按摩法对上述症状有一定的缓解和预防作用。

用双手食指关节，沿着鼻翼的两侧，从上向下推揉，每次推 10 ~ 20 下，每天推 1 ~ 2 次。

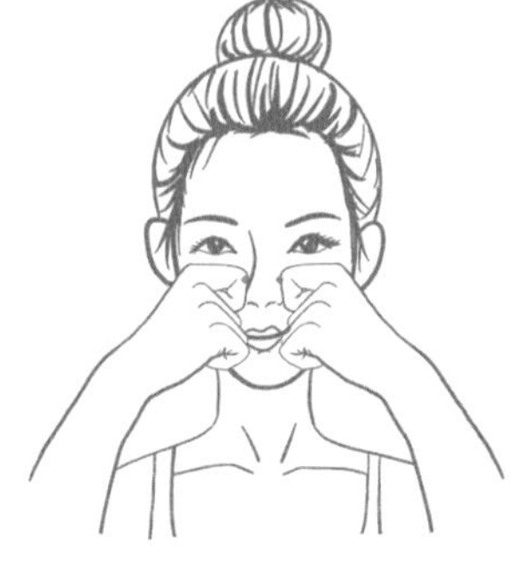

养生功效

因为肺开窍于鼻，鼻子作为气体出入的通道，与肺直接相连。经常按摩鼻部两侧可使鼻腔血流通畅，从而使肺脏得到保护。坚持操作此法 1 个月以上，可以达到预防变应性鼻炎的作用。

情志养生

白露时节，自然界已经是“花木凋零”的景象，所谓“秋风秋雨愁煞人”，大家活跃了一整个夏天，到了这个时节很容易出现消沉的情绪。

从中医的角度来说，秋主肺，肺在情志上是悲忧。悲则气消，悲忧伤肺，也就是说，这些消极的情绪会让人体内的“气”不断被消耗，从而伤害肺脏。

那么，按照中医情志相胜的理论，喜胜悲，因此，白露时节多保持喜悦愉快的心情，可以有效地保养肺脏。适度大笑可以宣发肺气，调节人体机能，消除疲劳，恢复体力，还能使肺吸入足量的清气，呼出浊气，加速血脉运行，使心肺的气血调和。

结语

白露过后秋风起，雨水减少秋燥生。肺作为喜润恶燥之脏器，此节气养生应当注意生肺津保肺阴。饮食调补应合酸甘化阴之理，使肺气得以舒展，防止收敛太过。此节气早晚温差大，一定要注意防风避露，防止寒湿邪气侵染四肢关窍。

秋分

补益气血，养发美颜三黑方

掩耳侧倾，补肾益气舒经络

秋分的来历

秋分是二十四节气中的第 16 个节气，在每年阳历的 9 月 23 日左右，此时太阳达到黄经 180° 。

《春秋繁露 · 阴阳出入上下》中提道："秋分者，阴阳相半也，故昼夜均而寒暑平。"意思是说，这个时候南北两半球昼夜平分，白天和黑天时间相等。而秋分日也刚好处于秋季 90 天的中间，平分了秋季，所以叫秋分。

农谚中有"白露早，寒露迟，秋分种麦正应时""秋分无生田，准备动刀镰"的说法。古时候，秋分就是耕种的时节，是抢种冬小麦的时节。

秋分的养生方法

◎ 起居方面的养生

“白露秋分夜，一夜凉一夜”，秋分时节昼夜温差变得更大了，这个时候就要开始注意保暖。尽管俗话讲“春捂秋冻”，但并不是所有人都适合冻，尤其是老年人，阳气不足，气血虚弱，怕冷又怕热，对天气变化很敏感，到了秋分时节还是应该适当添加衣物。心脑血管疾病和脾胃病患者，由于天气转凉，气血运行会更加缓慢，此时更要做好保暖的准备。

秋分时，已经真正进入了秋季，自然界的阳气由疏泄趋向收敛、闭藏，天人相应，在养生中我们也要本着阴阳平衡的规律，使机体保持“阴平阳秘”。因此，秋分时节要特别重视保养阴精。在睡眠方面，应当保持早睡早起的状态。早睡能够顺应阴精的收藏，早起可以顺应阳气的舒长。

饮食方面的养生

秋分时节天气转凉，雨水稀少，空气干燥，主要的外邪是燥邪。秋分之前还有暑热的余气，多见温燥；但是秋分之后，秋凉袭来，寒凉渐重，多出现凉燥。

在饮食调养方面，相应地我们就要多喝水，吃清润、温润的食物，比如芝麻、核桃、糯米、蜂蜜、乳品、梨等。还可多吃以百合、莲子、胡萝卜、藕、木耳等清补之品为食材做成的粥。

此时节要以阴阳平衡为调养原则，“虚则补之，实则泻之”“寒者热之，热者寒之”，做到“阴阳平衡”“出入平衡”。在食物搭配和饮食调剂方面，也是要注重调和阴阳。

比如，阴气不足而阳气有余的老年人，不要吃大热峻补之品；发育中的儿童，如果没有特殊原因，也不适合过分进补；痰湿体质的人，应当忌食油腻；患有皮肤病、哮喘的人，应忌食虾、蟹等海产品；胃寒的人，不要吃生冷的食物等。

另外，到了秋分时节，有秋菜可以采摘。秋菜是一种野苋菜，也有人叫它“秋碧蒿”。在部分农村地区，逢秋分那天，全村人都会去采摘秋菜。在田野中搜寻时，秋菜多是嫩绿的，细细一棵约有巴掌长短。采回的秋菜一般和鱼片“滚汤”，做好的汤就叫作“秋汤”。有顺口溜说：“秋汤灌脏，洗涤肝肠。阖家老少，平安健康。”

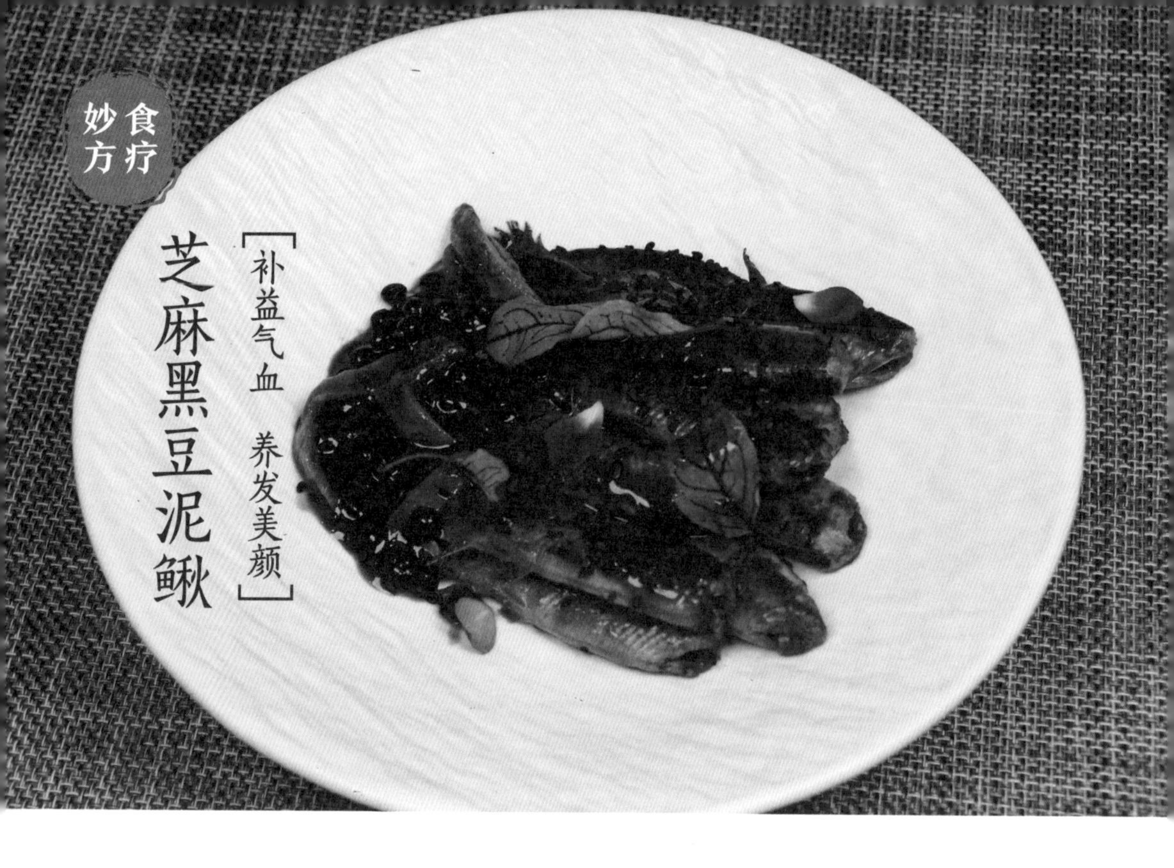

主要食材

泥鳅 200 克，黑豆 50 克，黑芝麻 5 克，陈皮 5 克，生姜 6 克，盐适量。

具体做法

1. 将黑豆和黑芝麻洗净备用，陈皮浸软，洗净备用。

2. 将泥鳅洗干净，撒少量盐，腌制半小时以后，用开水焯一下备用。

3. 锅中放油，油热以后，放入泥鳅煎至微黄，盛出备用。

4. 烧一锅开水，将泥鳅、黑豆、黑芝麻、陈皮放入水中，水开后小火炖 1 小时左右，炖好后加入调料即成。

养生功效

泥鳅能够填精补血、补肾壮阳。黑豆可以健脾益肾、活血利水、祛风解毒。黑芝麻具有补益肝肾、润肠明目的作用。陈皮能够理气健脾、燥湿化痰。秋季食用此菜品，可以改善中焦寒湿导致的脾胃气滞、脘腹胀满等症状。

注意事项：热毒炽盛、疮疡及肿瘤患者禁用。

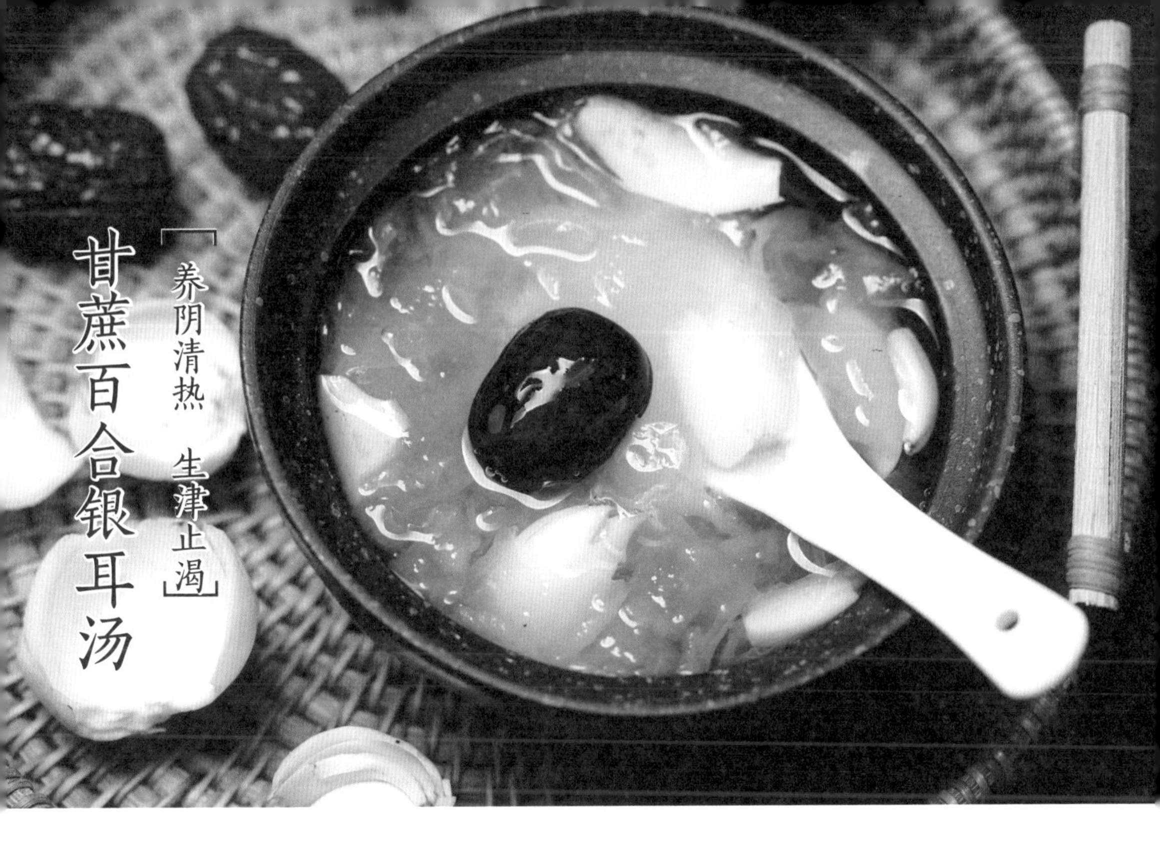

主要食材

甘蔗 100 克，百合 20 克，银耳 10 克，大枣 3 枚。

具体做法

将 4 种食材洗净，然后加适量的清水煎煮，开锅以后煮 30 分钟即成。

养生功效

甘蔗可以清热除烦、生津止渴；百合能够润肺止咳、清热解毒；银耳清肺养血、通便护肝；大枣益气健脾、养血安神。全方以甘味为用，滋养阴津之力和缓濡润，平常人也可以长期饮用，以达到保健的功效。

注意事项：脾胃虚寒、腹痛腹泻者慎用。

穴位养生方法

秋分过后，天气转凉，是开展运动锻炼的好时节。但要注意秋天不适合高强度、大汗淋漓的运动，应该以慢运动为主。爬山、骑车、慢跑，或者打太极拳、八段锦、五禽戏等养生功法都可以。

掩耳侧倾式

操作方法

1. 秋分时节，每天凌晨 5 点至早上 7 点，双腿盘坐，上身保持中正，用双手掌根捂住双耳，身体放松。

2. 吸气的同时身体向侧面弯曲，弯曲时，下半身尽量保持不动，弯到极致，稍停片刻，呼气恢复原位，左右各进行 15 次，再行叩齿、吐纳、咽津法。

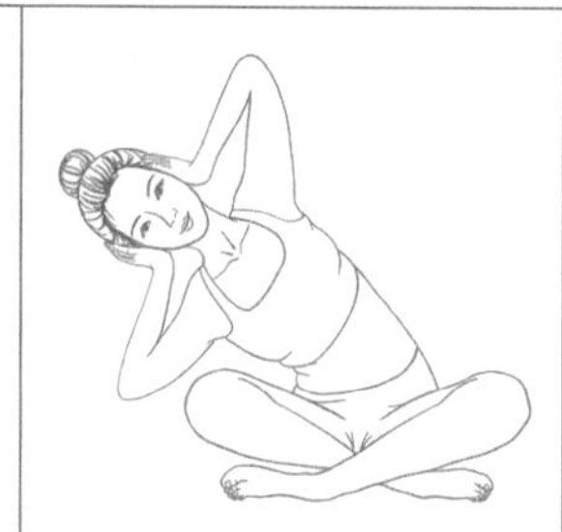

养生功效

该法可调理足阳明胃经的相关症状、胃经循行部位的疼痛、腹部肿胀、膝盖肿痛等，同时还可以祛除肋骨和臀腰部位的风湿邪气。

按摩太白穴、天突穴

操作方法

天突穴位于人体颈部前正中线上，两锁骨中间胸骨上窝中央，用拇指按摩此穴 1 ~ 3 分钟即可，每日操作 2 次。

太白穴位于足内侧大脚趾和脚掌交接的关节后面内侧缘处，用拇指掐按此穴，每次按至足底微热即可。

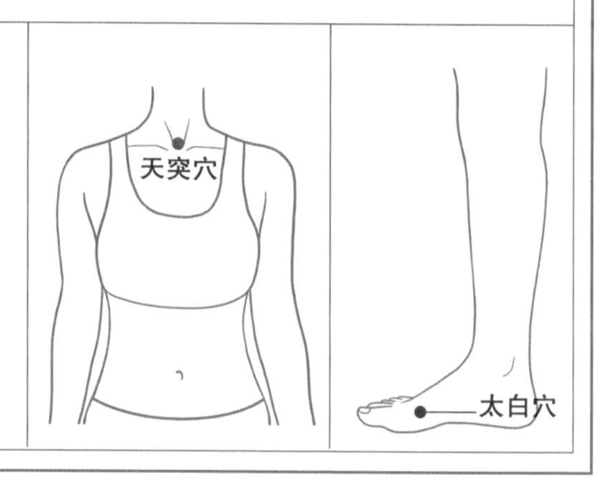

养生功效

秋季气候干燥，秋分挟暑热余气，多见于燥邪，肺脏首当其冲，按揉天突穴可以宣通肺气，有助于治疗咳嗽、哮喘、咽炎、支气管炎等呼吸道疾病。脾土生肺金，肺气不足补其母脏，所以按揉脾经太白穴可以辅助治疗肺阴不足引起的风燥温燥类疾病。

情志养生

初秋时节，秋风秋雨凉意袭人。刚从炎夏过来的人们对这种天气一时难以适应，此时人的新陈代谢和生理机能处于受抑状态。加上入秋之后，日照时间缩短，人体生物钟也较难适应，这些都容易导致生理节律紊乱和内分泌失调，引发情绪低落、注意力不集中，甚至出现心慌心悸、失眠多梦等症状。

“悲秋”是特定季节中人体正常的身心反应，表面上看是天气让人产生负面情绪，实际上，根源在于人体自我调节的速度总是比季节变化慢半拍。因此秋季要注意防“秋愁”。

做适量的运动可以缓解这种精神状态，尤其是登高爬山等运动。古人就有秋日登高的习俗，因为登高可以促进血液循环，使全身感觉舒爽通畅，还可以明显提升腰腿部的力量和身体的协调平衡能力，以及加强心肺功能，增强抗病能力等。

总的来说，秋天精神调养的原则是神气要收敛，思维要趋于平静，精神不要向外张扬，以适应秋天肃杀、阳气收敛的特性。只要多一份淡泊，少一点私欲，培养健康的爱好，在秋高气爽、阳光灿烂的时候，或赏菊，或登高而歌，就能收获喜悦，达到情志养生的目的。

结语

秋分时节昼夜温差大，要注意添衣保暖，继续保持早睡早起的作息状态，顺应阴精收藏与阳气舒长。秋分寒气重于白露，凉燥伤肺又伤阳，饮热食熟可以防止脾胃伤阳。情志上应当神气内涵以顺应秋气收敛，避免不良情绪影响身心健康。

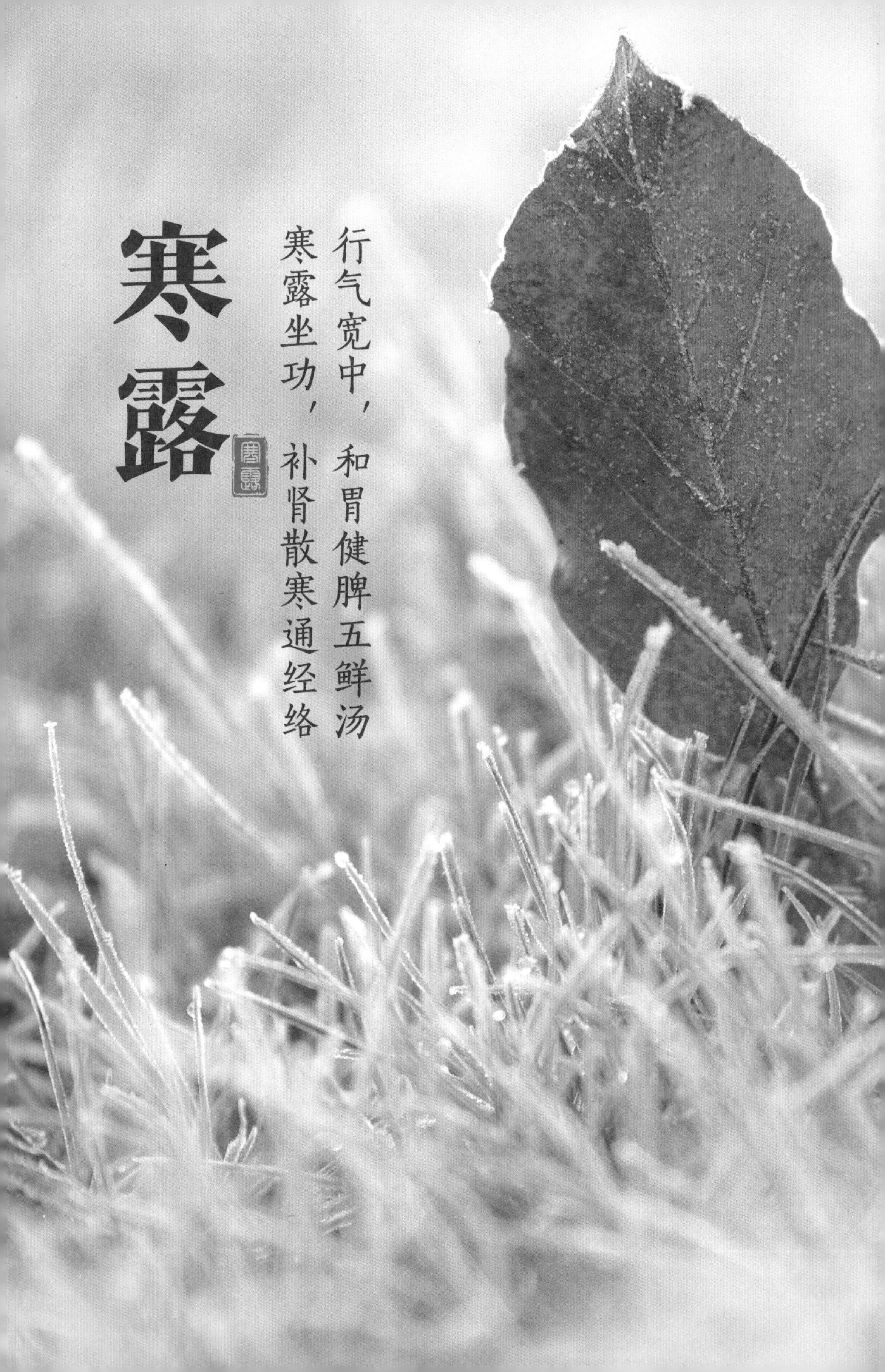
寒露
寒露
行气宽中，和胃健脾五鲜汤
寒露坐功，补肾散寒通经络

寒露的来历

寒露是二十四节气中的第17个节气，也是秋天的第5个节气，在每年阳历的10月7日至9日，此时太阳到达黄经195°。

历书中有讲到寒露名字的来历“露寒而冷，将欲凝结，故名寒露”。寒露时节，气温比白露时更低，地面的露水更冷且快要凝结成霜了。寒露时节，北方地区都进入了秋季，东北和西北地区已进入深秋。

在乡间流传着许多与寒露有关的谚语，比如“寒露收豆，花生收在秋分后”“要得苗儿壮，寒露到霜降”“寒露三日无青豆”，这些脍炙人口的谚语讲述的就是劳动人民在寒露时节总结出的种植经验。

寒露的养生方法

起居方面的养生

民间有“白露身不露，寒露脚不露”的养生谚语。从寒露开始，天气由凉转冷，入夜更是寒气袭人。“寒露脚不露”说的就是寒露过后，要特别注重脚部的保暖，应穿上保暖性能较好的鞋袜，以免“寒从脚下生”。

脚是足三阴经与足三阳经的经过之处。如果脚部受寒，寒邪就会侵入人体，影响脾、肝、肾、胃、胆、膀胱等脏腑功能。有研究发现，脚与上呼吸道黏膜之间有密切的经络联系，一旦脚部受凉，就容易引起上呼吸道黏膜毛细血管收缩，从而导致人体抵抗力下降。如果用温水泡脚至微微出汗，可增强呼吸道防御功能。同时，温水泡脚还能使血管扩张、血流加快，改善脚部皮肤和组织营养，减少下肢酸痛的发生，缓解疲劳。

气温骤降是寒露节气的显著特点。一场较强的冷空气带来秋风秋雨后，就会造成大范围的流行性感冒。这是因为，当环境气温低于15℃时，人体上呼吸道系统的抗病能力会下降。如果不注意及时预防、增加衣物，很容易引起伤风感冒、咳嗽发热。

饮食方面的养生

寒露节气一般与重阳节相近，九九登高之后，不少地方都有吃花糕的习俗。由于谐音的关系，重阳花糕还有“步步高升”的寓意。花糕主要有“糙花糕”“细花糕”和“金钱花糕”。花糕上会加香菜叶点缀，中间往往还会夹上青果、小枣、核桃仁之类的干果。

民间一直非常重视秋冬进补，有“秋冬进补，开春打虎”的说法。但是，寒露时节，人的脾胃尚未完全适应气候的变化，因此不能急于进食肥甘厚味，应当先调理一下脾胃，这样才能更好地受纳补品。

古人有言：“厚味伤人无所知，能甘淡薄是吾师，三千功行从此始，淡食多补信有之。”意思就是厚味伤人，淡食多补，少即是多。在寒露时节，尤其如此。

饮食上可以选择甘淡补脾的食物，比如茯苓饼、芡实、山药、豇豆、鲈鱼、鸭肉、莲子、小米等。胃火旺盛者，应适度摄入苦瓜、黄瓜、冬瓜、苦丁茶等，等胃火退了之后再进补。消化能力相对较弱的老年人和儿童，不妨适量食用山楂、白萝卜等消食、健脾、和胃的食物。

寒露时节气候干燥，容易出现皮肤干燥、口唇干裂、舌燥咽干、干咳少痰、大便秘结等症状。所以，这个时候还适合吃一些性质平和且滋阴润燥、养肺生津的食物，比如芝麻、银耳、莲藕、百合等。中医认为粥能和胃、补脾、润燥，把上述食材熬成粥服用，滋阴效果会更好。

同时，也可以吃一些滋润、含水分较多的水果，比如苹果、梨、柿子、荸荠、香蕉、山竹、番茄等。但并非人人都适合用水果润燥，脾虚泄泻、肺寒咳嗽而痰黏者应忌食。

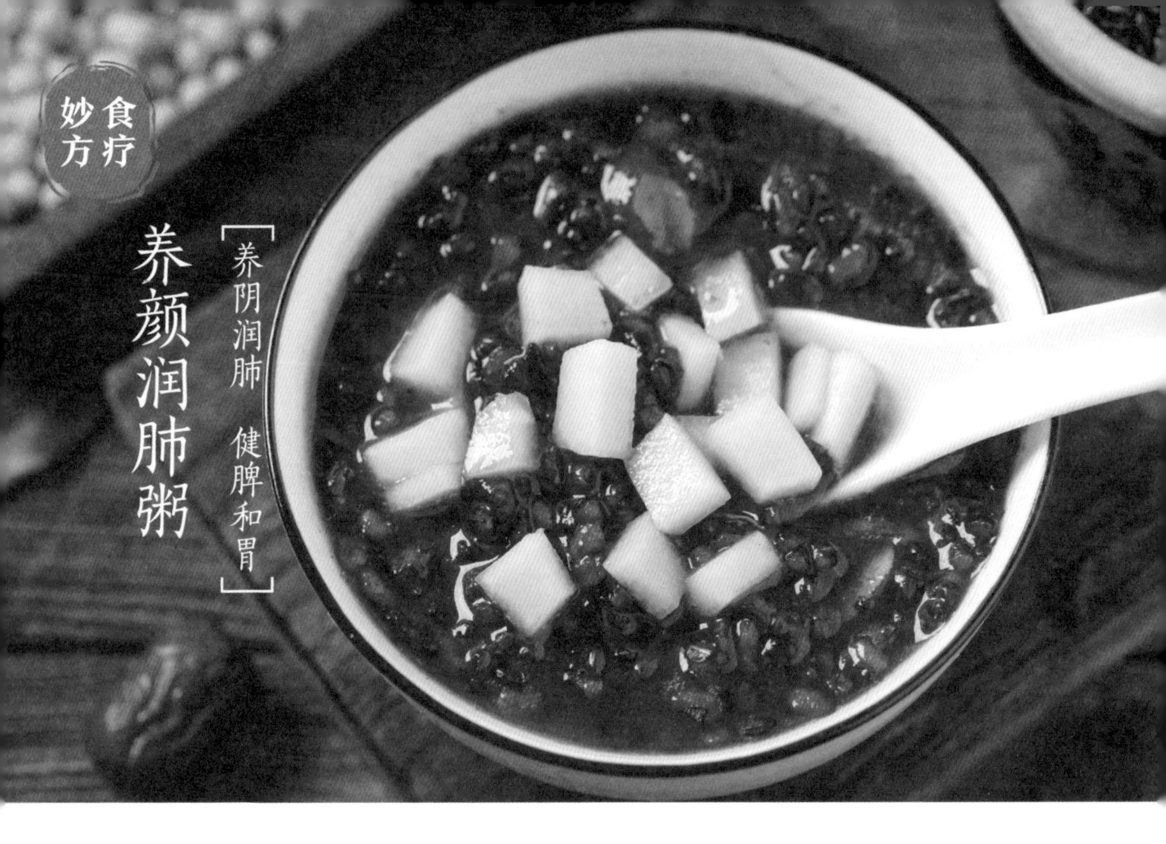

主要食材

百合 20 克，大枣 3 枚，莲子 10 克，银杏 5 粒，荸荠 6 个，紫米 100 克。

具体做法

1. 先把上述食材洗净备用。

2. 锅中加入清水，先放入紫米、大枣、莲子煮半小时，再放入百合、银杏、荸荠，小火煮至食材熟透，即可食用。

养生功效

百合能够润肺止咳、宁心安神、促进血液循环。莲子功在补脾止泻、益肾涩精、养心安神。银杏可以益脾气、定喘咳、缩小便。荸荠强于化痰润肺、清热解毒。本粥品主用紫米，滋肺阴、益肾精的同时又具有养血健脾的作用。

注意事项：腹痛和腹泻者慎食。

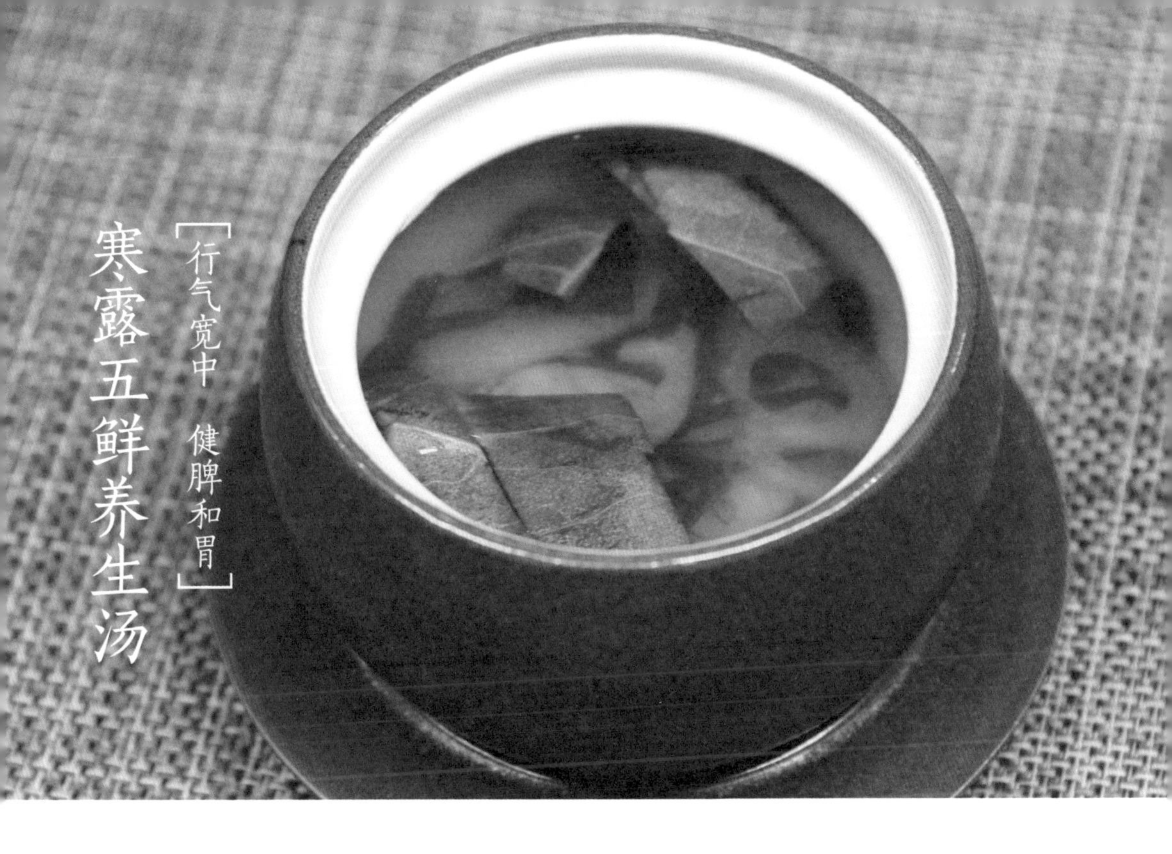

寒露五鲜养生汤

【行气宽中　健脾和胃】

主要食材

鲜莲藕 50 克，鲜荷叶 20 克，鲜紫苏叶 5 克，白萝卜 50 克，生姜 5 克。

具体做法

1. 上述食材洗净备用，锅中加清水，放入莲藕、白萝卜煮半小时。
2. 再放入荷叶、紫苏叶、生姜，用小火将食材煮熟后即可饮用。

养生功效

紫苏叶行气宽中；莲藕清热生津；荷叶清热解暑、利湿和胃；白萝卜下气消食，利尿通便。本汤适用于寒露时节秋燥犯肺，日久伤肝所引起的口渴喜饮、咳嗽无痰等症状的调治。

注意事项：脾胃虚寒者不建议饮用。

✪ 穴位养生方法

寒露时节进入农历九月，气血流注心包经。心包经起始自中指指尖，可以通过做双手拇指扣住中指用力弹拨出去的动作（次数不限，多多益善），疏通心包经，起到温通心阳、促进气血循环的作用，尤其可以改善女性手足发凉的症状。心包为心之外戍，心包经运转通畅，可保障心脏功能的正常。

寒露时节还可选择登山、慢跑、散步、打球等运动，但是每天运动的时间不宜太早，以免受了寒邪。

寒露坐功

操作方法

1. 每天清晨，双腿盘坐，两手心向上，十指尖相对，缓缓上提至胸前。

2. 而后，手掌外旋，双手慢慢向上托起，手心朝上，指尖相对，两臂伸直。

3. 最后身体上耸，头转向左或右，手心翻向下，两臂由体侧缓缓放下。如此反复进行 15 次，然后叩齿、咽津、吐纳、收功。

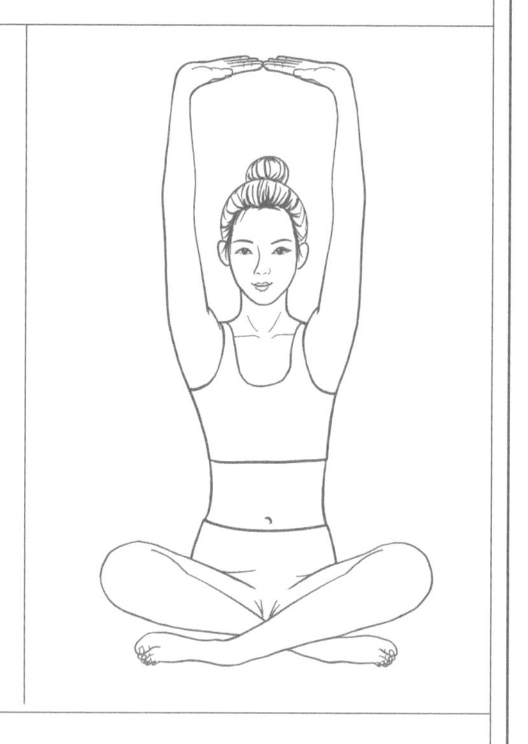

养生功效

在寒露时节常练此功法，可以改善头痛、腰背痛、鼻出血、目黄泪出等症状，还能够补肾散寒、疏通经络。

按委中

操作方法	
用双手拇指按压双腿腘窝处委中穴，一压一松为 1 次，力度以稍感酸痛为宜，一般可以连续按压 20 次左右，同时与腿部的屈伸运动相配合。按压时可以涂抹刮痧油或药酒，以获得更佳的效果。	
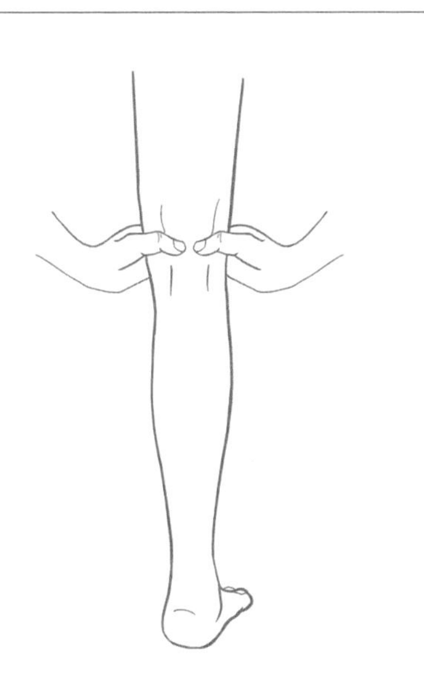	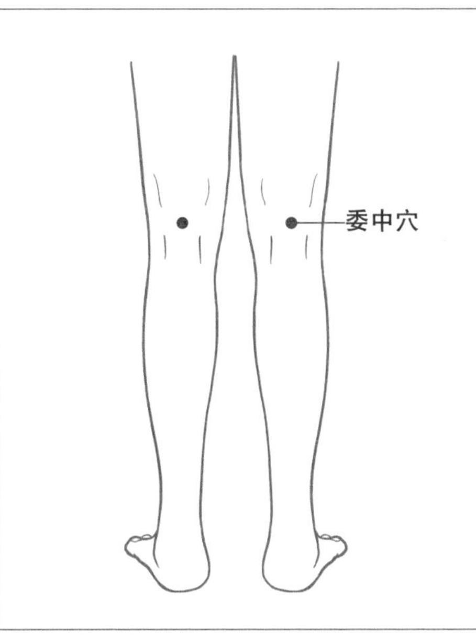
养生功效	
寒露节气与人体膀胱经相对应。委中穴是膀胱经要穴，可以缓解秋季寒湿邪气侵犯四肢关节所致的腰腿酸痛。委中穴也是足太阳经郄穴，主活血，常按此穴也能够活血行气，可治疗因寒湿瘀阻血脉而产生的相关病症。	

结语

寒露过后气温下降，要注意及时增加衣物。饮食方面，应当注意在平衡饮食五色五味的基础上，适当多食甘淡滋润之品。寒露属深秋，风起落叶的萧索景象容易引起情绪低沉伤感，坚持户外运动可以收敛心神，保持精神稳定愉悦。

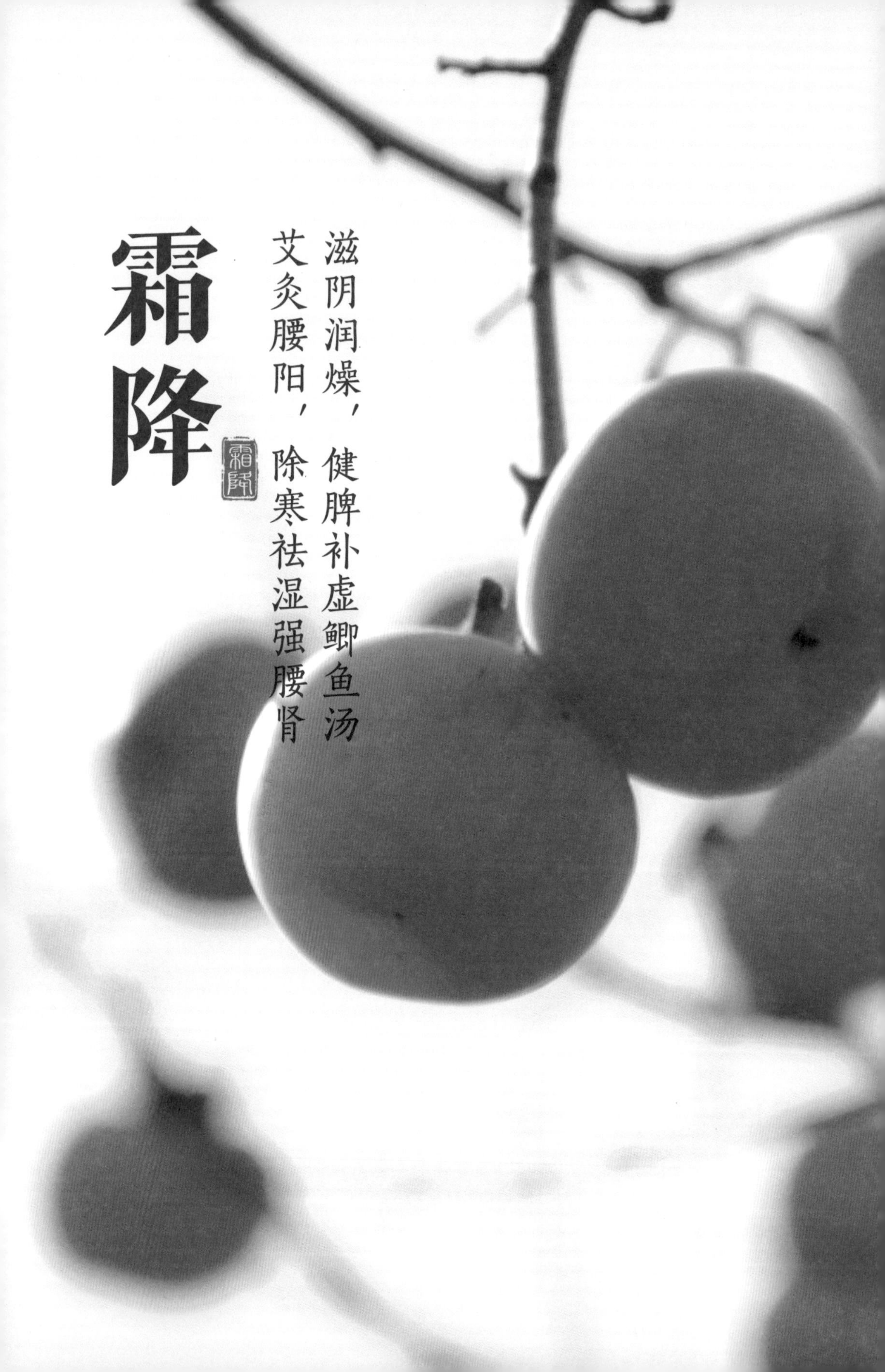

霜降

滋阴润燥，健脾补虚鲫鱼汤

艾灸腰阳，除寒祛湿强腰肾

霜降的来历

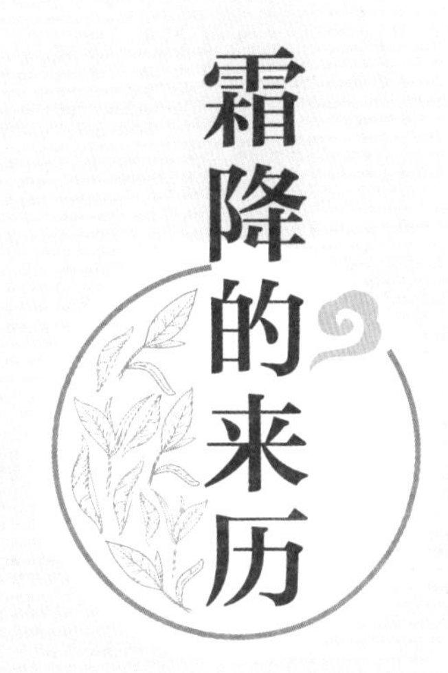

霜降是二十四节气中的第 18 个节气，也是秋天的最后一个节气，在每年阳历的 10 月 23 日左右。此时，太阳黄经达到 210°。

《月令七十二候集解》中提道：“九月中，气肃而凝，露结为霜矣。”霜降时节天气逐渐变冷，露水凝结成霜。一般来说，白天太阳越好，温度越高，夜里结的霜就越多，所以霜降前后早晚温差非常大。霜只能在晴天形成，人们所说的“浓霜猛太阳”就是这个道理。

“霜降见霜，米谷满仓”，所有耐寒的作物在霜降节气必须收割了。北方大部分地区已在秋收扫尾，即使是耐寒的葱，也不能再生长了，正所谓“霜降不起葱，越长越要空”。在南方，此时却是“三秋”大忙季节：单季杂交稻、晚稻刚刚开始收割；种早茬麦，栽早茬油菜；摘棉花，拔除棉秸，耕翻整地。

霜降的养生方法

起居方面的养生

霜降时节昼夜温差加大，大家必须做好保暖工作。除了要适时添加衣服，还要格外重视腰腿部位的保暖。由于人体腰部支撑着整个上半身，担负着身体一半的重量，它不仅是运动最复杂、活动最多的部位之一，更是负重或运动时最容易受伤的部位。霜降时节，气温下降非常明显，风、寒、湿邪侵袭腰部，就会造成腰部经脉受阻、气血不畅而引发腰痛。

腿部的膝关节也是容易受寒邪侵袭的部位。我们平常所说的“老寒腿”就和风寒之邪有极大关系。霜降时节，因为天气日益寒冷，老年人极易患上此病。当遇到寒冷天气时，由于寒冷和潮湿等因素作用于机体，很容易引起膝关节的神经、血管及软组织功能紊乱，从而加重病情。因此，霜降后大家要根据天气变化及时增添衣服，加强腰腿部的保暖。

霜降时节也是呼吸道疾病发作或加重的时期，因此一定要重视呼吸道疾病的预防，尽量少去人多、空气不流通的地方。中老年人晨练时要戴手套，体弱者最好戴上口罩。在气温突降的早晨尽量稍晚些出门。霜降时节，北方温度会骤降至0℃左右，体感非常寒冷，容易引发支气管炎、哮喘等疾病，也容易引发慢性胃炎、胃溃疡、十二指肠溃疡等疾病。大家一定要格外注意。

✿ 饮食方面的养生

霜降时节在饮食上适合进补。民间谚语“补冬不如补霜降”，就强调了霜降进补的重要性。

《素问·藏气法时论》提道：“肺主秋……肺欲收，急食酸以收之，用酸补之，辛泻之。”可见，酸味收敛肺气，辛味发散泻肺，霜降宜收不宜散，因此，要少吃辛辣的食物，如姜、葱、蒜、辣椒等，特别是辛辣火锅、烧烤食物要少吃，以防“上火”。可多吃酸味的食物，如苹果、石榴、葡萄、芒果、杨桃、柠檬等。

饮食上应多吃柿子、红薯、玉米、山药、板栗、秋梨、柚子、橘子、苹果、橄榄、雪里蕻等果蔬，以更好地缓解“秋燥、秋郁、秋寒”所带来的不适。

霜降节气各地民俗多有不同，有些地方有霜降吃柿子的习俗，认为“霜降吃柿子，冬天不感冒”。柿子一般是在霜降前后完全成熟。这时候的柿子皮薄肉鲜，味美且营养价值高，有清热润燥、养肺化痰、止渴生津、健脾止血等功效，可以缓解大便干结、痔疮疼痛或出血、干咳、咽痛、高血压病等症。

霜降之后，萝卜的味道也变得非常鲜美。山东有农谚：“处暑高粱白露谷，霜降到了拔萝卜。”萝卜有顺气宽中、生津解毒之功效，可以治疗食积胀满、痰嗽失音、消渴、咽喉痒痛和头痛等症，也是霜降时节的养生佳品。

霜降是秋天的最后一个节气，而每个季节的最后 18 天归脾所主。脾是人体的后天之本、气血生化之源，主管人体的季节交换，是检查、发现和报告人体各种疾病的“谏议之官”。因此，霜降时节要特别注意健脾。

根据五行相生相克的原理，四季有五补：春要升补、夏要清补、长夏要淡补、秋要平补、冬要温补。民谚还有“一年补透透，不如补霜降”的说法，更说明了霜降滋阴润燥、健脾和胃的重要性。

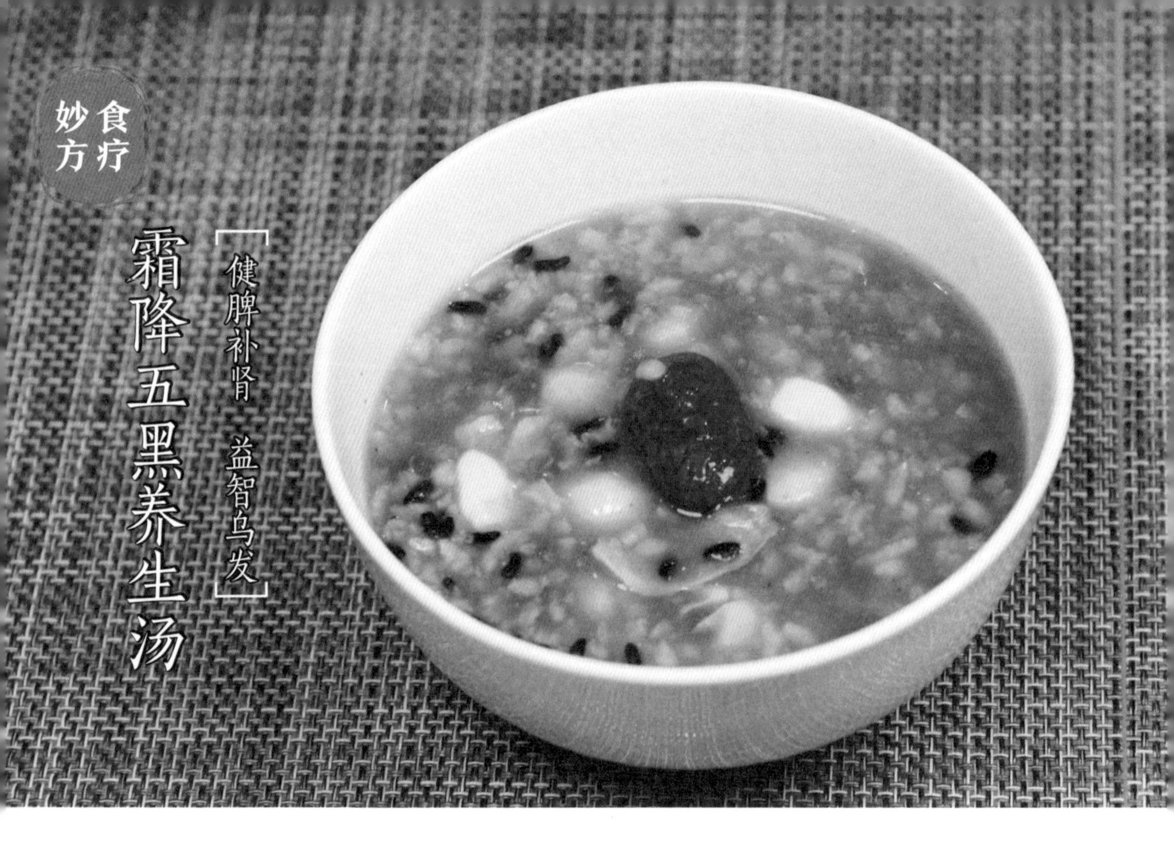

主要食材

桑椹 5 克，龙眼肉 5 枚，黑豆 6 克，紫米 200 克，花生米 9 克。

具体做法

1. 把所有食材洗净备用。

2. 锅中加清水，放入紫米、黑豆、花生米煮 1 小时左右，待紫米熟后，再放入龙眼肉、桑椹煮 3 分钟，即可食用。

养生功效

桑椹有滋补肝肾、生津润燥的作用，适合阴血亏虚者的诸症调护，如腰膝酸软、目暗耳鸣、头晕乏力、头发花白等。龙眼肉能补益气血、安神定志。黑色入肾，五谷归脾，这道粥品功在强肾健脾，中老年人坚持食用可以抗衰延年。

注意事项：脾胃虚寒、腹痛腹泻者要少食。

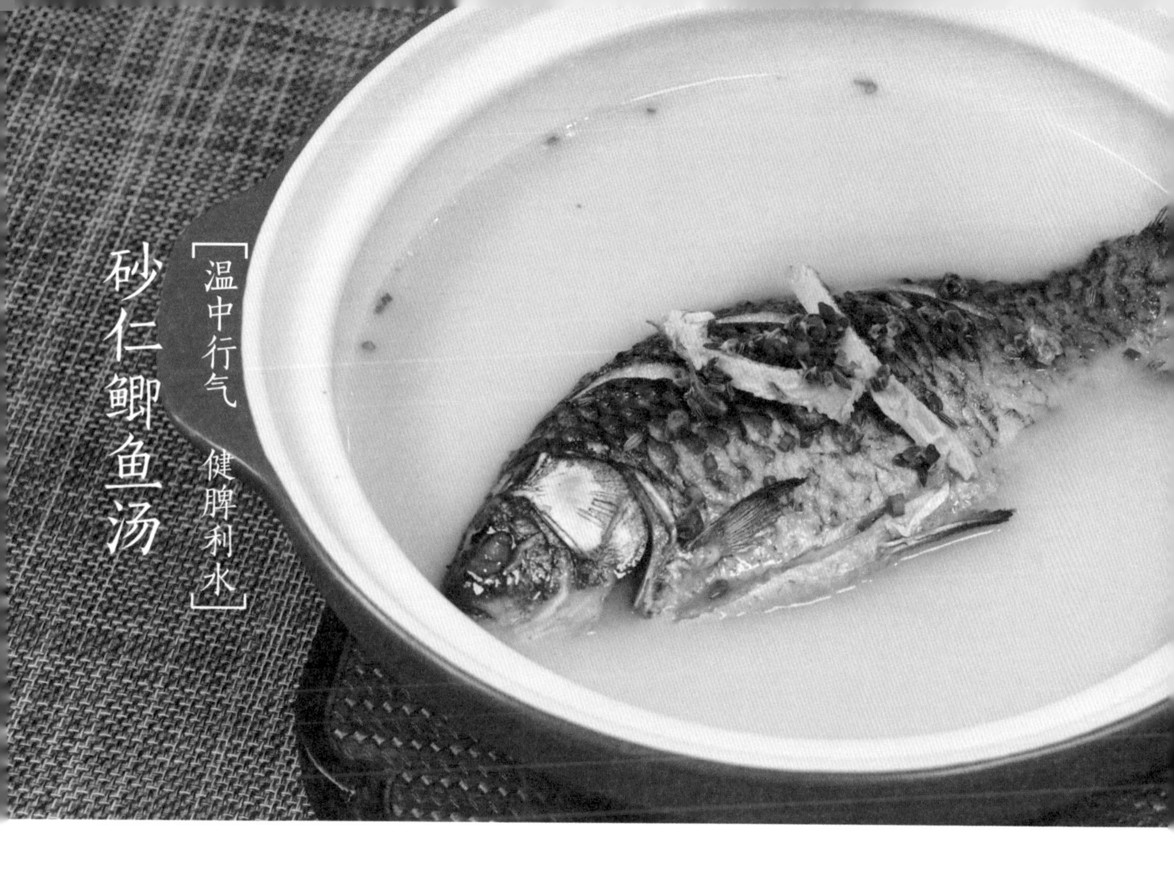

砂仁鲫鱼汤

【温中行气　健脾利水】

主要食材

鲫鱼 500 克，砂仁、陈皮、小茴香各 2 克，葱、姜、蒜、胡椒、盐、植物油适量。

具体做法

1. 鲫鱼去鳞、腮、内脏，洗净；陈皮洗净切丝，姜蒜切片，小葱切段，将上述材料与砂仁、小茴香、胡椒用盐调拌后装入鱼腹内腌制。

2. 将空锅烧热后放入植物油，下鲫鱼煎制，待鱼皮焦黄即可捞出沥油。

3. 另起热锅，加植物油少许，煸姜片、葱段出香，注入清汤或热水，调好味后，再将已煎熟的鲫鱼下汤内略煮，待汤沸后即可食用。

养生功效

砂仁消食开胃，温脾止泻，行气化湿；小茴香燥湿健脾，温胃止呕；鲫鱼健脾利湿，滋养脏腑。因此本品具有健脾补虚，行气利水之功效。适合有脾胃虚弱，虚寒气胀，脘腹胀痛，食欲不振，体虚水湿停滞，水肿等症状的患者食用。

注意事项：感冒发热期间不宜服食砂仁鲫鱼汤。

◎ 穴位养生方法

霜降时节天气寒冷，运动量可以适当加大，但要注意做好准备活动，以免损伤关节。在运动前，除了要做好常规的准备活动，还应加大各关节的活动幅度。必做的准备活动包括踝关节、膝关节及髋关节的运动。

比如在打球之前，除了要进行慢跑，跑完后也要重点活动手腕和脚腕，活动开了再打球。有些老年人在做运动时，经常以半蹲姿势做膝关节左右摇晃的动作，这种锻炼方式是不可取的。因为半蹲时膝关节压力大，摇晃更会加重磨损，导致膝关节骨性关节炎的发生。

九月中坐功

操作方法
每日凌晨 5 点至早上 7 点，平坐于地上或床上，伸展双手攀住双脚，随着脚部的用力，将双腿伸出去再收回来，如此进行 10 ~ 15 次，然后牙齿叩动 36 次，调息吐纳，津液咽入丹田。
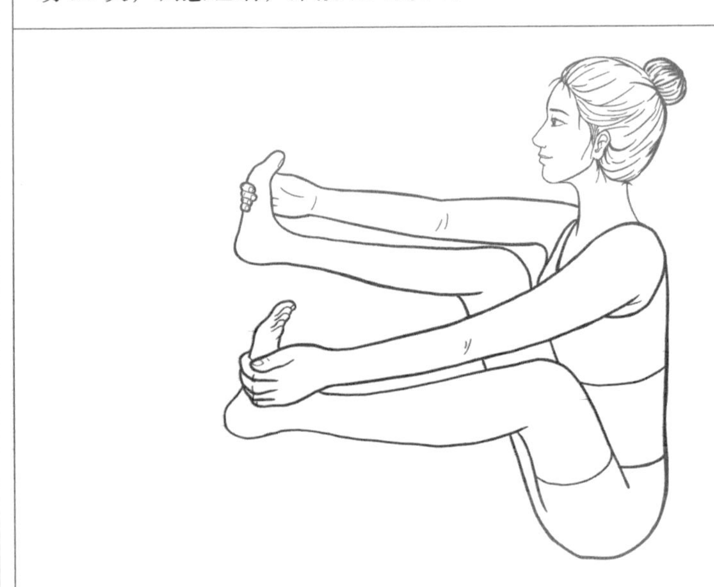
养生功效
此功法可防治风寒湿痹、腰腿痛等症。

艾灸腰阳关

操作方法

俯卧位，将点燃的艾段放入艾灸盒中，再将艾灸盒放在腰部。也可以请家人帮助，手持艾条悬灸腰阳关区域，效果更佳。

艾灸腰阳关是一个粗略的动作，命门、肾俞等穴位都可以同时施灸。以施灸处皮肤略有发红，腰部肌肉有持续透热感为宜。

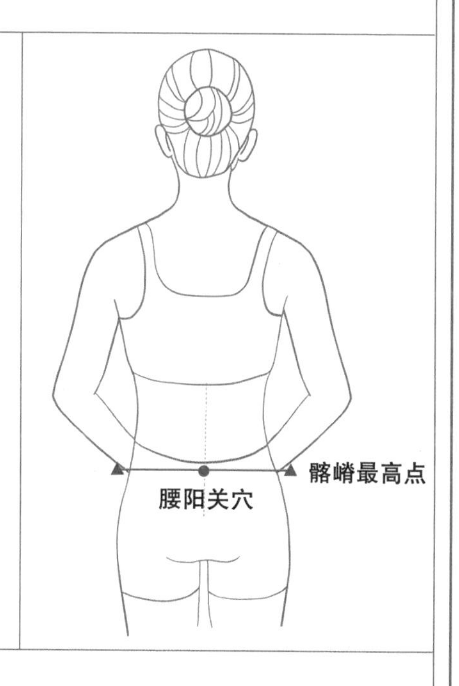

养生功效

霜降是阳气收敛的尾声，大家需要在此节气固护好阳气最后的收集贮藏。腰阳关为督脉之穴，督脉为阳脉之海、阳气之海，而腰阳关为腰部阳气出入的关口，这个关口打开，将会有更多的阳气流进腰部督脉，进入肾脏中封藏起来以待冬季的到来。

艾灸腰阳关，不仅可以提高机体的抗病能力，还能有效预防冬季复杂的流行病毒与呼吸道传染病。同时，也是治疗腰痛、腹泻的好方法。

结语

霜降时节，气候干燥之余，冬寒渐入，大家需要开始加强保暖，以防秋寒。饮食上适合平补，饮食原则为滋阴润燥，健脾和胃。霜降时节是秋冬气候的转折点，也是阳气由收到藏的过渡，养生的措施也应逐渐向冬季倾斜。

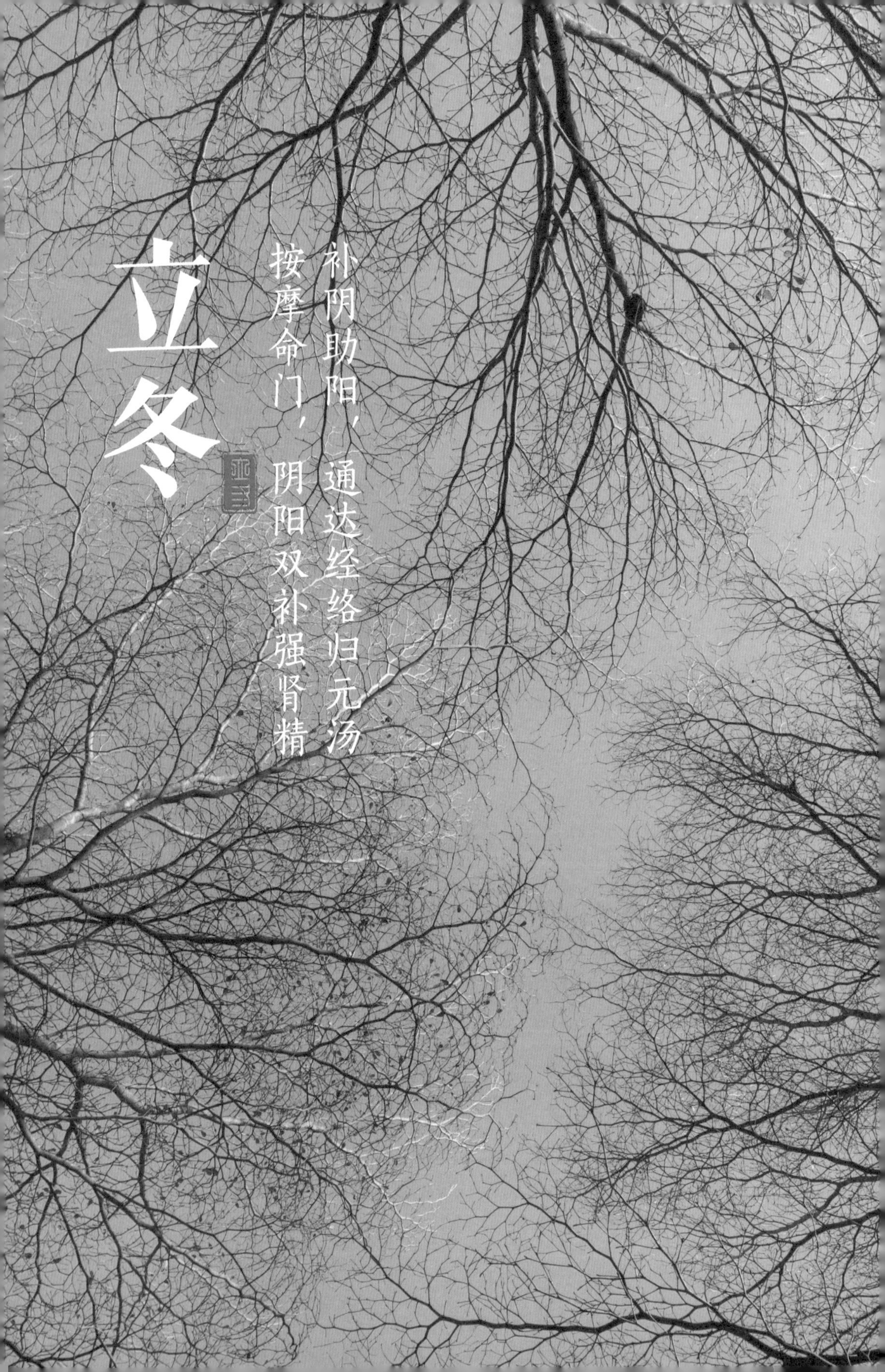
立冬
补阴助阳，通达经络归元汤
按摩命门，阴阳双补强肾精

立冬的来历

立冬是二十四节气中的第 19 个节气，也是冬天的第一个节气，在每年阳历的 11 月 7 日至 8 日，此时太阳到达黄经 225°。

《月令七十二候集解》中解释了立冬的含义“立，建始也”“冬，终也，万物收藏也”。立冬与立春、立夏、立秋合称“四立”，在古代是非常重要的节日。立冬是冬季的开始，这一节气的到来意味着阳气潜藏，阴气盛极，草木凋零，蛰虫伏藏，万物活动趋向休止，以冬眠状态养精蓄锐，为来年春天生机勃发做准备。立冬也是人们进补的最佳时期。

在乡间流传着许多与立冬有关的谚语，比如“立冬东北风，冬季好天空；立冬南风雨，冬季无凋土”“立冬落雨会烂冬，吃得柴尽米粮空”。这些谚语说明可以根据立冬时节的风向、晴雨来预测冬天的天气。

立冬的养生方法

起居方面的养生

立冬后气候寒冷，穿衣服要注意薄厚适度，因为衣着过少过薄，容易受寒邪而耗损阳气，衣着过多过厚，则使人体腠理开泄，阳气不得潜藏，寒邪也会入侵。

另外，在阳光充足的时候要多到户外晒太阳，常晒太阳可起到壮阳气、温通经脉的作用。《素问·四气调神大论》中提道："冬三月，此谓闭藏……无扰乎阳，早卧晚起，必待日光……此冬气之应，养藏之道也。"因此，立冬时节的养生要顺应自然界闭藏的规律，以敛阴护阳为根本。早睡可以养人体阳气，晚起能够养人体阴气，但是晚起并不是赖床不起，而是应当以太阳升起的时间为度。早睡晚起，日出而作，保证充足的睡眠，有利于阳气潜藏、阴精蓄积。

饮食方面的养生

立冬时各地都有吃饺子的风俗。为什么吃饺子呢？因为我国自古以农立国，十分重视二十四节气，“节”者，“交子之时”也。立冬是秋冬季节之交，故“交”子之时的饺子不能不吃，现在的人们传承了这一古老的习俗。另外，立冬也是秋收冬藏的日子，这一天改善一下生活，就选择了“好吃不过饺子”。

饺子的原名叫“娇耳”，是古老的汉族传统面食，距今已有1800多年的历史。饺子起源于东汉时期，由医圣张仲景首创。当时的饺子是用面皮包上一些祛寒的食材，如羊肉、胡椒等用来治病，以避免患者耳朵上生冻疮，具有一定的药用价值。

中医认为，小麦味甘，性凉，入心、脾、肾经，养心益肾，除热止渴。小麦制成的面粉也富含蛋白质、碳水化合物、维生素和钙、铁、磷、钾、镁等矿物质，有养心益肾、健脾厚肠、除热止渴的功效。因此，胃肠道功能弱的老人、儿童，慢性病和术后的患者多吃些细软的面食，既可增加营养，又可健体强身。

立冬后天气逐渐寒冷，寒为阴邪，容易伤害人体阳气，而阳气根源于肾，所以寒邪最易中伤肾阳。立冬后适合多吃御寒养肾的食物。肾阴虚的人，可以多吃海参、枸杞子、银耳等食物；肾阳虚的人，适合多吃羊肉、韭菜、肉桂等。

畏寒也与身体缺少钙和铁有关，补充富含钙和铁的食物可提高机体的御寒能力。含钙的食物有牛奶、豆制品、海带、紫菜、贝壳、牡蛎、沙丁鱼、虾等；含铁的食物有动物血、蛋黄、猪肝、黄豆、芝麻、黑木耳和红枣等。

立冬后还可多吃黑色的食物和补肾的坚果，例如黑芝麻、黑豆、核桃、胡桃、板栗、榛子、花生、瓜子等。

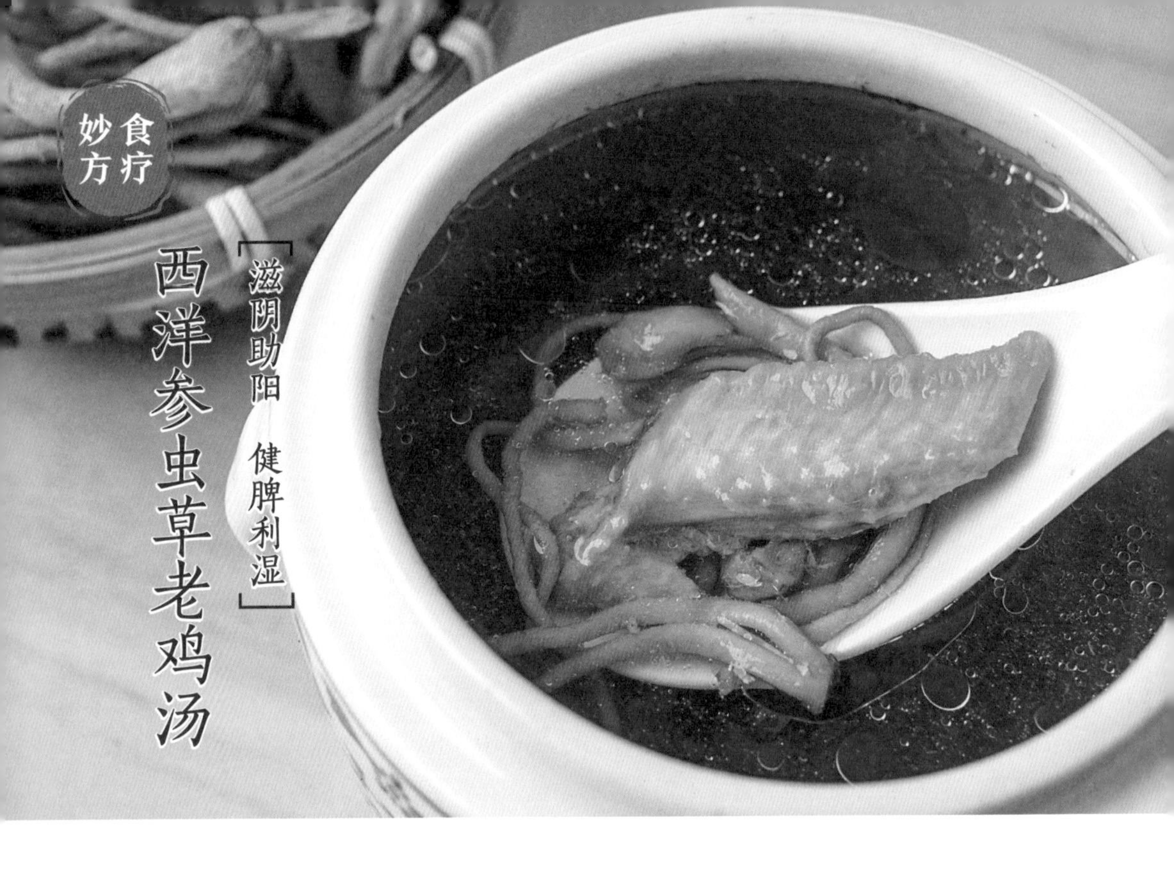

西洋参虫草老鸡汤

【滋阴助阳 健脾利湿】

主要食材

西洋参 1 克，虫草花 5 克，麦冬 3 克，莲藕 200 克，老公鸡 1 只，生姜、黄酒、盐适量。

具体做法

将老公鸡斩块，放入锅中煮开焯一遍，然后放入清水锅中，加西洋参、虫草花、麦冬、莲藕、黄酒、生姜，煮 2 小时，待鸡肉煮软以后，加入少量盐即成。

养生功效

这道汤以西洋参、虫草花为主，助肾阳、益精血；以老公鸡为辅，滋阴补虚。两组食材一组偏于补阳，一组偏于补阴，两者合用，共成补虚益精、滋阴助阳的权威药膳。

注意事项：这道西洋参虫草老鸡汤建议大家每周喝 1 ~ 2 次。口舌生疮、阴虚火旺及感冒发热者要慎用。

引火归元汤

补阴助阳 通经达络

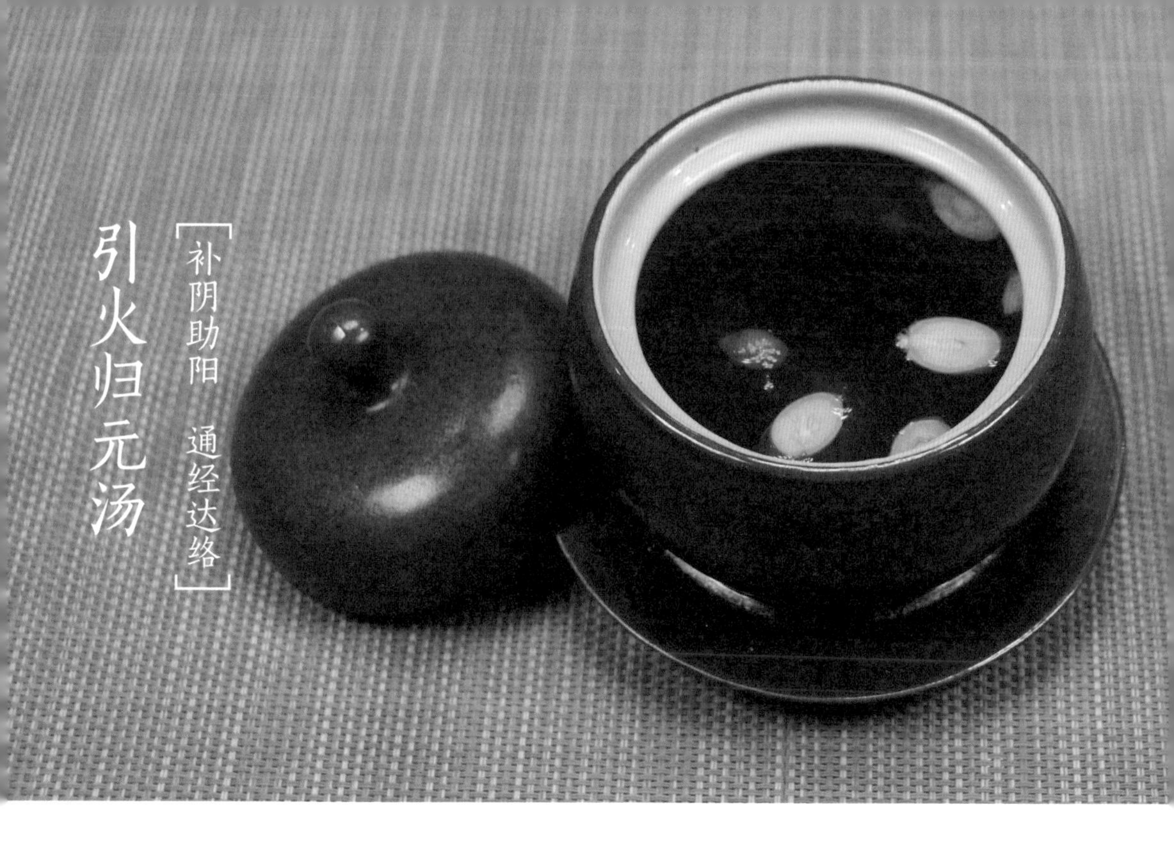

主要食材

生地黄 5 克，当归 5 克，白芍 5 克，川芎 3 克，枸杞子 3 克，肉桂 1 克，桑枝 10 克，丝瓜 20 克，鸡血藤 10 克。

具体做法

将所有食材洗净，用水浸泡半小时左右，而后放入锅中加水炖煮大约 20 分钟，煮至余下两碗汤汁时，即可服用。

养生功效

本方将四物汤中熟地黄易为生地黄，在调理气血基础上增加入肾腑、通经络之药物而成，具有补益气血、调补人体一身元阴元阳、提高免疫力的作用。尤其适宜阴阳俱虚，经络失养，行则偻附，动则摇之者的补益保健。

注意事项：口舌生疮、阴虚火旺，以及感冒发热者禁用。

穴位养生方法

立冬时节，运动应当以缓和的为主，这样才能养阳气，使阳气潜藏，可以选择太极拳、八段锦、十六段锦等慢运动。运动强度以微微出汗为佳，不宜过度，避免因为大汗淋漓而使阳气外泄。

有些地方也会以冬泳庆祝立冬。冬泳可以促进全身血液循环，激发心血管功能。但冬泳前应该充分了解自己的体能极限和水文环境，切忌逞强贸然冬泳。

菩提功法

操作方法
每天清晨和下午，一腿伸直，一腿弯曲，臀部坐在弯曲那条腿的脚上，弯腰，双手并用按摩伸直的脚。左右各做 50 次，每天 2 次。
养生功效
这个菩提功法可以补肾壮阳、舒筋活络，还可改善胸胁积滞、虚劳邪毒、腰痛不能俯仰、咽干头晕、胸满呕逆、头痛等症状。

按摩命门穴、关元穴

操作方法		
命门穴，位于腰部，在肚脐正对背后方突起的椎骨下方凹陷处。关元穴，位于肚脐正下 4 个手指宽处。按摩这两个穴位的最佳时间是立冬时节每天 17 ~ 23 点，即肾、心包、三焦当值的时刻。	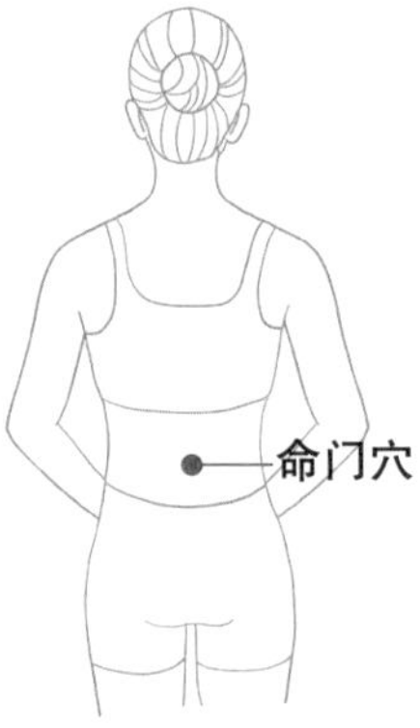 命门穴	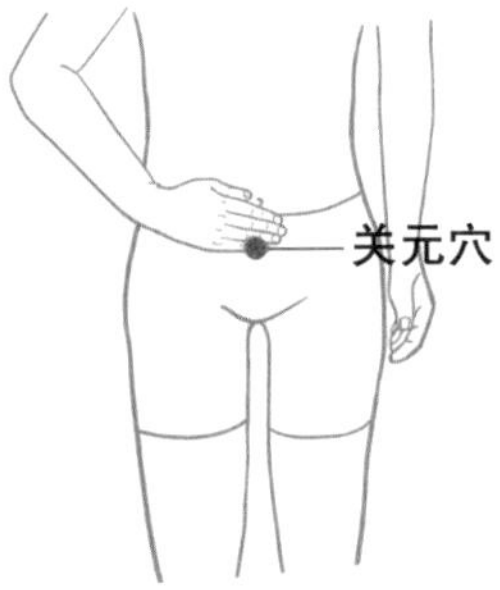 关元穴

养生功效

温煦命门及关元二穴，可以温补一身的元阳和元阴，增加生命的动力。按摩命门穴可温补命门之火，以温煦肾阴之水，肾水蒸腾为气，推动阳气循环，达到阴阳双补；按摩关元穴可以养元阴，引气归元。

情志养生

立冬后人体的新陈代谢处于相对缓慢的时期，所以此时养生要注重“藏”，在精神调养上也要做到“使志若伏若匿，若有私意，若已有得”。

立冬时节，大家的情志也要像阳气一样内藏，不要有过激的情绪，因为这些过激的情绪会消耗人体的阳气阴精，与冬季养生的大原则相悖。尤其不可受到惊吓，因为肾主冬令，肾主惊恐，一旦受到惊吓最易伤肾，而且惊则气乱，气乱则神机不藏，阳气外泄。

所以，冬天应当控制情志活动，保持精神情绪的安宁，不要惊慌恐惧，不要过喜、过思、过忧悲。保持恬淡安静，寡欲少求，以使神气内收，利于养藏。

结语

立冬后天气寒冷，着衣应注意薄厚适度，避免寒邪侵入。在阳光充足的时候，宜多到户外晒太阳以壮阳气、温经脉。早睡晚起、日出而作的作息有利于阳气潜藏、阴精蓄积。立冬后天气转寒，易中伤肾阳，要多吃御寒养肾的食物，以提高人体御寒能力。应以和缓的运动为主，运动强度以微微出汗为佳，不宜过度运动，以免阳气外泄。

小雪

补益气血，强壮筋骨炒牛肉

干浴按摩，调畅气机防感冒

小雪的来历

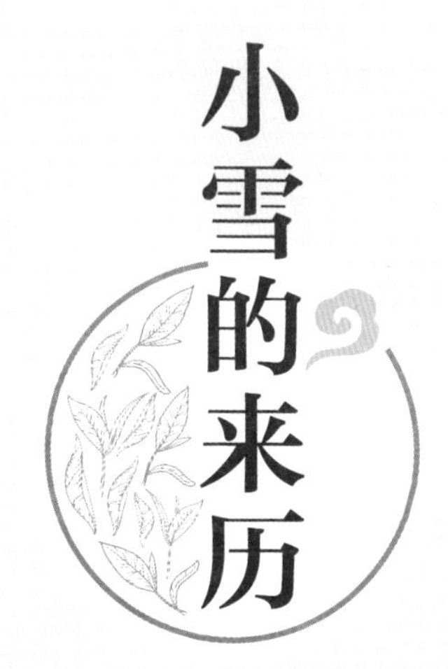

小雪是二十四节气中第 20 个节气，在每年阳历的 11 月 22 日左右，此时太阳到达黄经 240°。

小雪是反映天气现象的节令。《月令七十二候集解》中提道：“十月中，雨下而为寒气所薄，故凝而为雪。小者未盛之辞。”《群芳谱》中也说：“小雪气寒而将雪矣，地寒未甚而雪未大也。”意思是，从小雪时节开始，天地闭塞，正式转入严寒的冬天，但是大地还没有过于寒冷，虽然开始降雪，但雪量不大，所以称为“小雪”。

小雪时节的到来，预示着气温开始骤然下降，西北风开始成为我国广大地区的“常客”，北方部分地区会出现 0℃以下的天气，大地开始封冻，植被也开始了冬季的“休养生息”。

在民间流传着许多与小雪有关的谚语，例如“小雪不耕地，大雪不行船”就是典型的黄河以北地区的冬季写照，也被叫作“小雪封地，大雪封河”。

小雪的养生方法

起居方面的养生

小雪时节气温骤降，所以要特别重视身体的保暖，特别是头部的保暖。因为“头为诸阳之会”，头部皮肤薄、血管粗、毛发多，故散发的热能也较大。当头部受到风寒侵袭时，血管收缩，肌肉紧张，很容易引发伤风感冒、头痛、面瘫，甚者引发心脑血管病。

由于头部与人体热平衡的关系非常密切，所以寒冬季节一旦不注意头部保暖，体热很快就会从头部散发出去，以至于损害人体阳气、消耗机体的能量。因此，在小雪时节，大家外出时一定要戴上帽子、围巾，防止头部受寒。

小雪时节降水量偏少，空气变得干燥，加上北方地区已经开始供暖，室内空气会非常干燥，很容易让人烦躁不安、口唇干裂、鼻咽干燥。在干燥的环境中，人体的抵抗力也会下降，容易引发或者加重呼吸系统疾病。

有研究表明，当空气相对湿度低于 40% 的时候，鼻部和肺部呼吸道黏膜会脱水、弹性降低、黏液分泌减少，黏膜上的纤毛运动减慢，灰尘、细菌等容易附着在黏膜上，刺激喉部引发咳嗽，从而引发支气管炎、支气管哮喘及其他呼吸道疾病。

因此，小雪时节重在防燥。除了要多喝水，还可通过使用加湿器、摆放植物等方式缓解室内空气的干燥。

✿ 饮食方面的养生

小雪时节，天气寒冷，寒为阴邪，容易损伤肾阳，因此，这个时候适合多吃温补益肾的食物，如羊肉、牛肉、腰果、栗子、山药等。

此时部分阳气不足的女性，会由宫寒导致白带增多、四肢不温。可适当食用温阳散寒、活血的食材，如肉豆蔻、肉桂、羊肉、当归、生姜等，这些食材对滑精、腰际冷楚酸麻的男性也极为适用。

小雪时，北方多数地区降雪开始增多，天寒地冻，可多吃牛肉、羊肉、红枣、板栗、核桃等食物，不仅美味，而且御寒。

小雪也是心脑血管病多发的时节。为了预防此类疾病的发生，可以多吃丹参、山楂、黑木耳、番茄、芹菜、红心萝卜等，以防止血液黏稠，保护心脑血管。

除此之外，也可有针对性地服用一些膏方来防止心脑血管病的发生。虽说服用膏方是冬季调养的好方法，市场上也有成品膏方出售，但要想达到良好的效果，还是应该“一人一方”。因为膏方是药而不是保健品，要根据个人的身体状况酌情选用，所以膏方的选配与服用应当在专业医师的指导下进行。

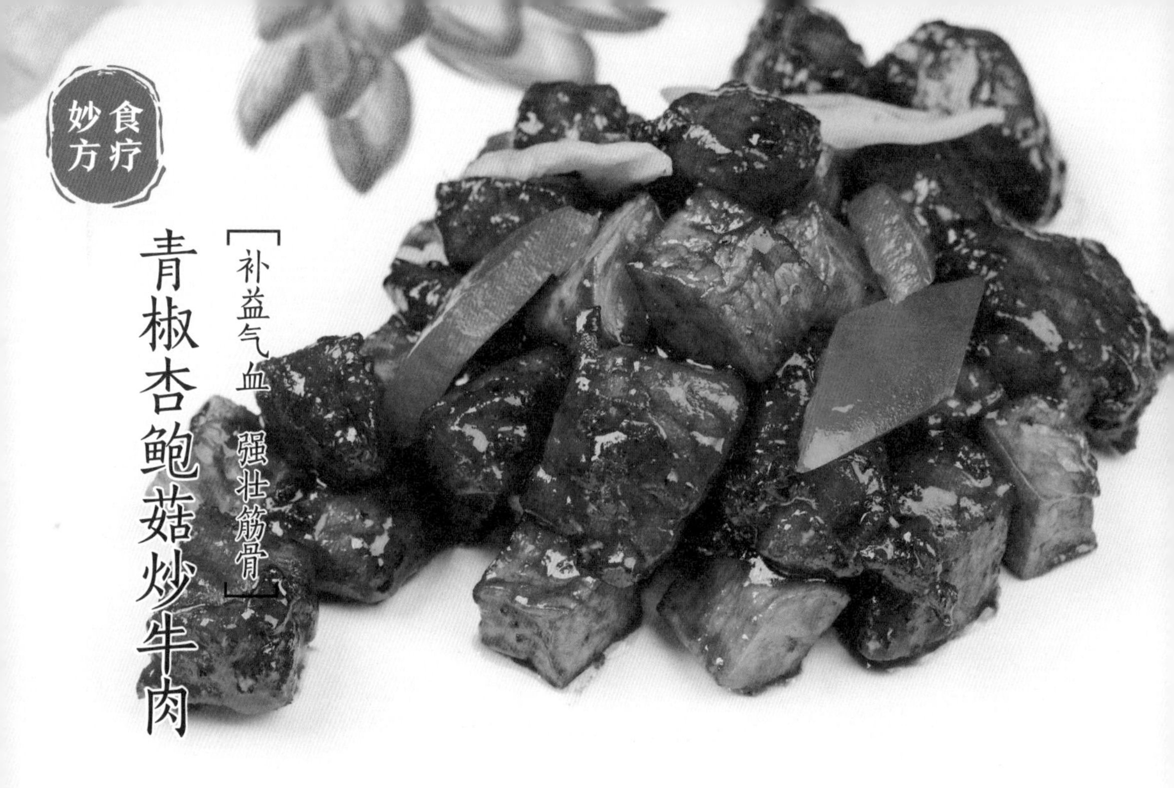

青椒杏鲍菇炒牛肉

【补益气血 强壮筋骨】

主要食材

牛肉 300 克，杏鲍菇 50 克，红椒、青椒各半，盐、糖、黑胡椒粉、料酒、生粉、玉米油、蚝油适量。

具体做法

1. 牛肉切成小方块，加入一小匙盐、糖、黑胡椒粉、料酒、生粉、玉米油拌匀，腌制 20 分钟。

2. 将杏鲍菇洗净，切成和牛肉一般大小的块，将红椒、青椒切成小片，备用。

3. 热锅内倒入油，将腌制好的牛肉倒入，炒至 6 成熟时，捞起备用。

4. 锅内留少许油，倒入杏鲍菇翻炒 2 分钟，将牛肉回锅，加入适量的盐，再加入蚝油翻炒均匀，最后倒入青、红椒片，翻炒均匀后，再炒 1 分钟即可出锅。

养生功效

这道菜中的杏鲍菇营养丰富，富含蛋白质、维生素等人体必需营养，又可以健脾开胃、提高人体的免疫功能。红椒、青椒中维生素 C 的含量是番茄的 7 ~ 15 倍。食用本菜品有促进食欲、防止便秘、降脂减肥的功效。

注意事项：这道青椒杏鲍菇炒牛肉每周可食 2 ~ 3 次。消化不良、腹痛腹泻者要少食。

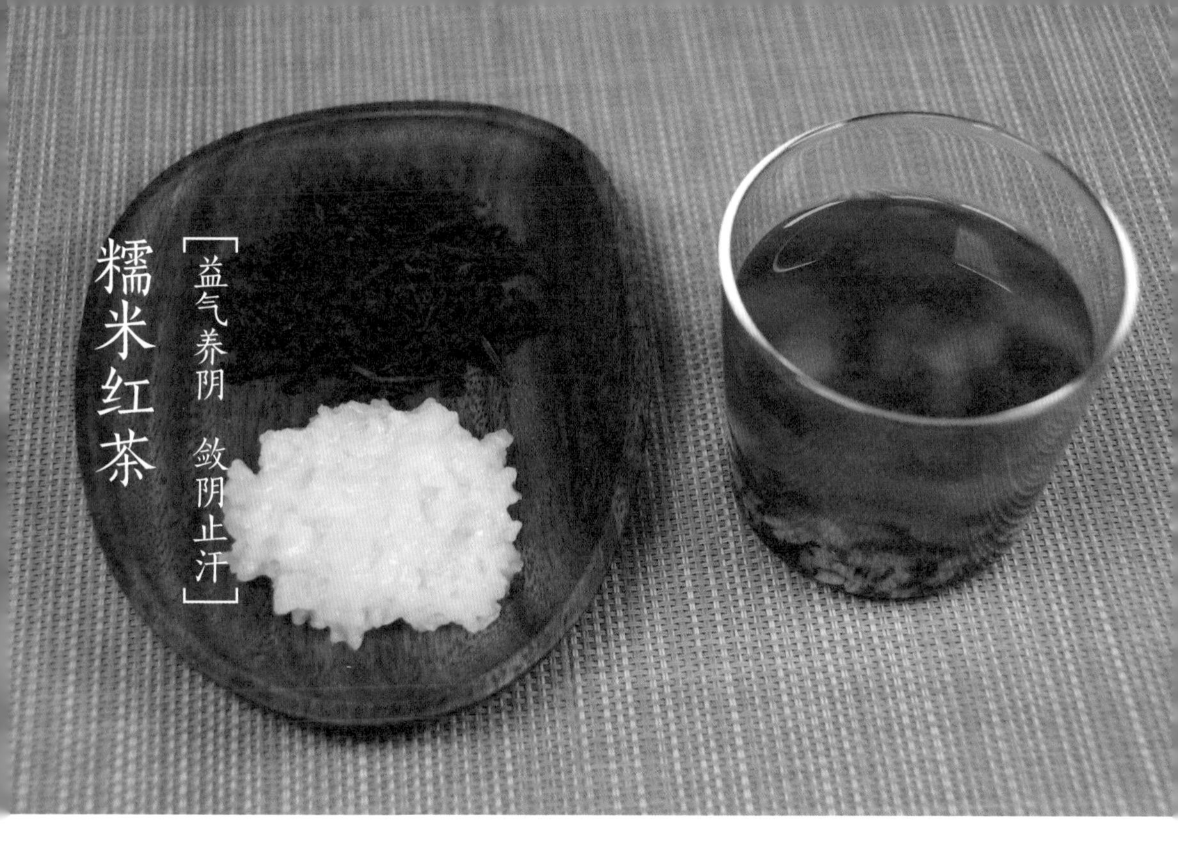

主要食材

红茶 5 克，糯米 50 克。

具体做法

1. 糯米淘洗干净备用。

2. 将糯米放入锅中，加水 1 000 毫升煮粥，煮至 800 毫升时加入红茶，煮至 600 毫升粥熟烂后离火。

养生功效

本方可益气养阴，可用于缓解盗汗、腰腹坠胀等症状。尤其适合身体虚弱和贫血的人群饮用。

注意事项：糖尿病患者、发热患者不宜饮用。

穴位养生方法

干浴

<table>
<tr><td colspan="2">小雪时节，常做干浴按摩可以预防流行性感冒。干浴又称干淋浴，即用擦热的双手熨擦肢体。此法出自《诸病源候论》，“摩手令热，令热从体上下，名曰干浴，令人胜风寒时气、寒热头痛”。</td></tr>
<tr><td colspan="2">操作方法</td></tr>
<tr><td colspan="2">1. 全身放松，两手掌相互摩擦搓热，先在面部按摩 64 次，用手指从前头顶到后头部、侧头部做梳头动作 64 次，使头皮发热。
2. 用手掌搓脚心，左右各搓 64 下。
3. 搓前胸和腹背部，直到搓热为止。</td></tr>
<tr><td>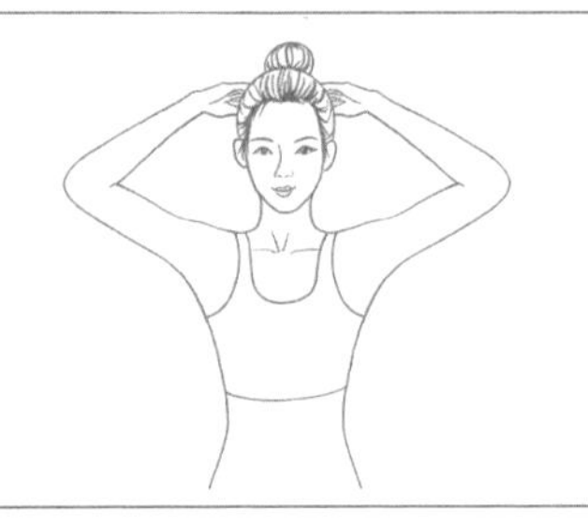</td><td>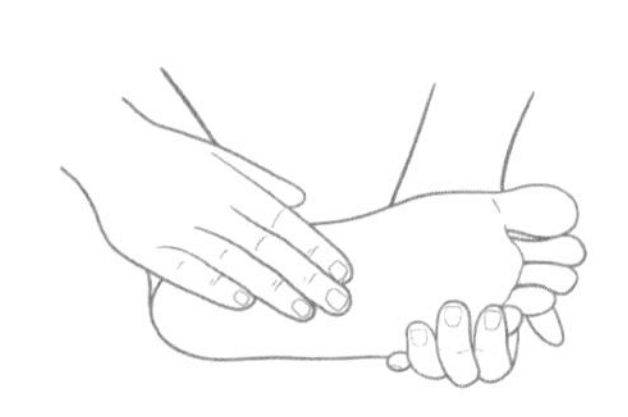</td></tr>
<tr><td colspan="2">养生功效</td></tr>
<tr><td colspan="2">此法可预防流行性感冒。</td></tr>
</table>

注意事项：此法站着、坐着练习均可。

搓八髎

<table>
<tr><td>操作方法</td></tr>
<tr><td>取坐位，掌指搭在两侧髂骨处，双手用力上下揉搓髂骨八髎穴与上方膀胱俞，搓至皮肤发红、腰骶微有热感、局部有酸胀感为佳。敏感者可能会感受到热感传导至前阴。</td></tr>
</table>

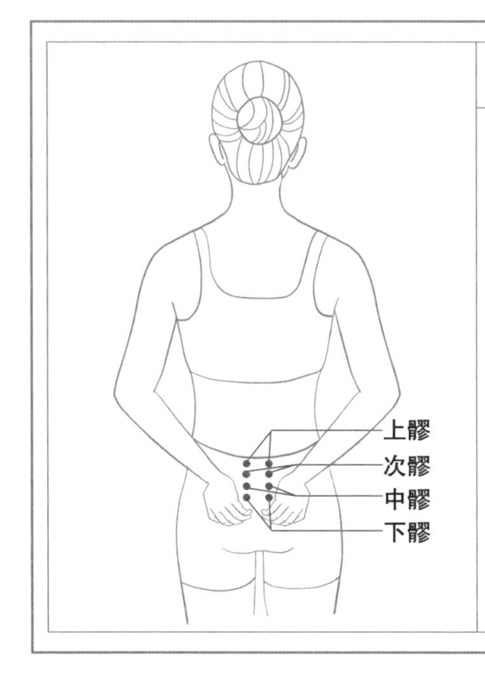

养生功效

小雪时节，使用温热推拿手法有助于驱散寒邪。搓八髎可以帮助治疗肾虚、前列腺炎等男科病症，以及宫寒、痛经等妇科病症。膀胱俞位于次髎附近，按摩膀胱俞也可以治疗遗尿、泄泻、小便不利、腰骶冷痛等症。

情志养生

小雪时节天气阴冷，气压偏低，人们缺乏足够的光照，很容易出现精神抑郁。

医学研究发现，季节变化对抑郁症患者有直接影响，因为大脑中的某些神经递质与季节变化密切相关。一般来说，在春夏之季，这些神经递质的系统功能最强，而秋冬时节最弱。当日照时间减少时，就会引起抑郁症患者大脑内这些神经递质的缺少，从而导致失眠、烦躁、悲观、厌世等一系列症状。

为了避免此类情况的发生，小雪时节，大家最好多到户外晒太阳，保持大脑内这些神经递质的稳定，也可以多听舒缓欢快的音乐增添生活的乐趣，缓解压抑的情绪。清代医学家吴尚先在《理瀹骈文》中有言："七情之病，看花解闷，听曲消愁，有胜于服药者也。"可见音乐对人的精神影响之大。

结语

寒为阴邪，容易损伤肾阳，饮食上应以温补益肾为主，可以食用滋阴潜阳、热量较高的食物。小雪之后，人体新陈代谢逐渐放缓，日常活动应当"无扰乎阳"，注重封藏，力求精神与形体上的安宁，寒而不露，避免烦扰，使一年中积累的阳气得以潜藏。

大雪

补益肝肾，养血充髓海参汤

艾叶足浴，温阳通络活气血

大雪的来历

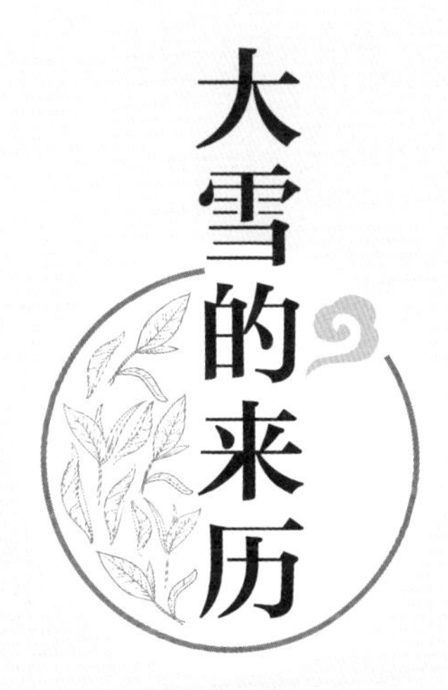

大雪是二十四节气中的第 21 个节气，在每年阳历 12 月 7 日左右，是冬天的第 3 个节气。此时，太阳达到黄经 255° 。

大雪，顾名思义，就是雪量大。它和小雪、雨水、谷雨这些节气一样，都是直接反映天气的节气名字。

古人有言：“大者，盛也，至此而雪盛也。”到了这个时节，雪往往下得很大，范围也广。我国大部分地区的最低温度都降到了 0℃或 0℃以下，在东北或西北地区，会降大雪，甚至暴雪。

在乡间流传着许多与大雪有关的谚语，如“大雪河封住，冬至不行船”“大雪不冻，惊蛰不开”。这些谚语充分说明，大雪时寒、风、雪等天气现象的出现，都会对未来天气产生影响，而雪多、雪大还能预兆来年的丰收。

历代文人雅士也作了许多有关大雪的诗词。如唐代诗人元稹写有《大雪十一月节》：“积阴成大雪，看处乱霏霏。玉管鸣寒夜，披书晓绛帷。黄钟随气改，鹖鸟不鸣时。”生动描写了大雪时的景象。

大雪的养生方法

起居方面的养生

大雪时节，降雪量增大，尤其是北方地区，地面积雪增厚，地表阳气潜伏、阴气旺盛。

此时天气寒冷，风寒之邪会损伤人体，很容易感冒，所以要做好防寒保暖，尤其要做好胸腹和关节部位的保暖。因为胸部受寒以后，体内阳气会折伤，从而引发心脏病；而腹部受寒则会引发胃肠疾患。

颈肩和腰腿部也是容易受寒邪侵袭的部位。颈肩部受了风寒，会导致肌肉痉挛、疼痛，甚至还会牵扯到背部；腰为肾之府，肾为人体先天之本，腰部受寒冷刺激，容易使局部血管收缩，血流减缓，引起疼痛；腿部受寒则容易引发膝关节炎。因此，大雪时节要格外重视以上部位的保暖，除了要穿防寒的衣服，还要扎上围巾，保护颈肩，必要时应戴上护膝，保护腿部。

另外，在睡眠方面，最好是早睡晚起。在大雪时节，应当遵守《黄帝内经》中提到的“早卧晚起，必待日光”的原则，保证睡眠充足。早睡可以养人体阳气，保持身体的温热；晚起可以养阴气，等待日出而起，躲避严寒，用冬眠的状态养精蓄锐，使人体达到阴平阳秘，为来年春天生机勃发做好准备。

总的来说，大雪时节的养生原则，除了要遵守冬季养阴、养肾、养藏的总原则，还要特别注意对肺的养护。因为肺的五行属金，为肾之母。养肺金可以生肾水，金水相生，既能育肾养藏，又可以润肺御寒。

✿ 饮食方面的养生

大雪时节的饮食适合“进补”。我国民间素来就有“冬季进补，开春打虎”的说法。冬天是匿藏精气的时节，由于气候寒冷，人体的生理功能处于低谷，趋于封藏沉静的状态，人体的阳气内藏，阴精固守，是机体能量的蓄积阶段，也是人体对能量和营养需求较高的阶段。同时，大雪时节人体消化吸收功能相对较强。因此，适当进补不仅能提高机体的免疫能力，还能使营养物质转化出来的能量最大限度地藏于体内，有助于体内阳气的升发，为来年开春乃至全年的健康打下良好的基础。

那么，大雪时节到底应该如何进补呢？答案是顺应自然，注意养阳，以滋补为主。补法主要有两种：一种是食补，一种是药补。俗话说得好“药补不如食补”，因此，食补是冬季进补的主要方法。

由于冬天寒冷，人体为了保存一定的热量，就必须增加体内的碳水化合物、脂肪和蛋白质的分解，以便产生更多的能量来满足机体的需求。因此，冬天要多吃富含蛋白质、糖、脂肪和维生素的食物，以补充因为天寒而消耗的能量。也适合经常吃羊肉、鸡肉、虾仁、桂圆、大枣等食物，它们富含蛋白质和脂肪，热量高，尤其适合素体虚寒、阳气不足者食用。

一些身体虚弱的人在食补的同时，也可以选择补肾延年的药物进补，如杜仲、人参、黄芪、阿胶、冬虫夏草、枸杞子等，可以将这些药材和肉类一起做成药膳食用，也可浸泡成药酒在寒冷的大雪时节适当饮用，能够滋补肾阳、温通血脉，促进血液运行，帮助人体抵御寒气。

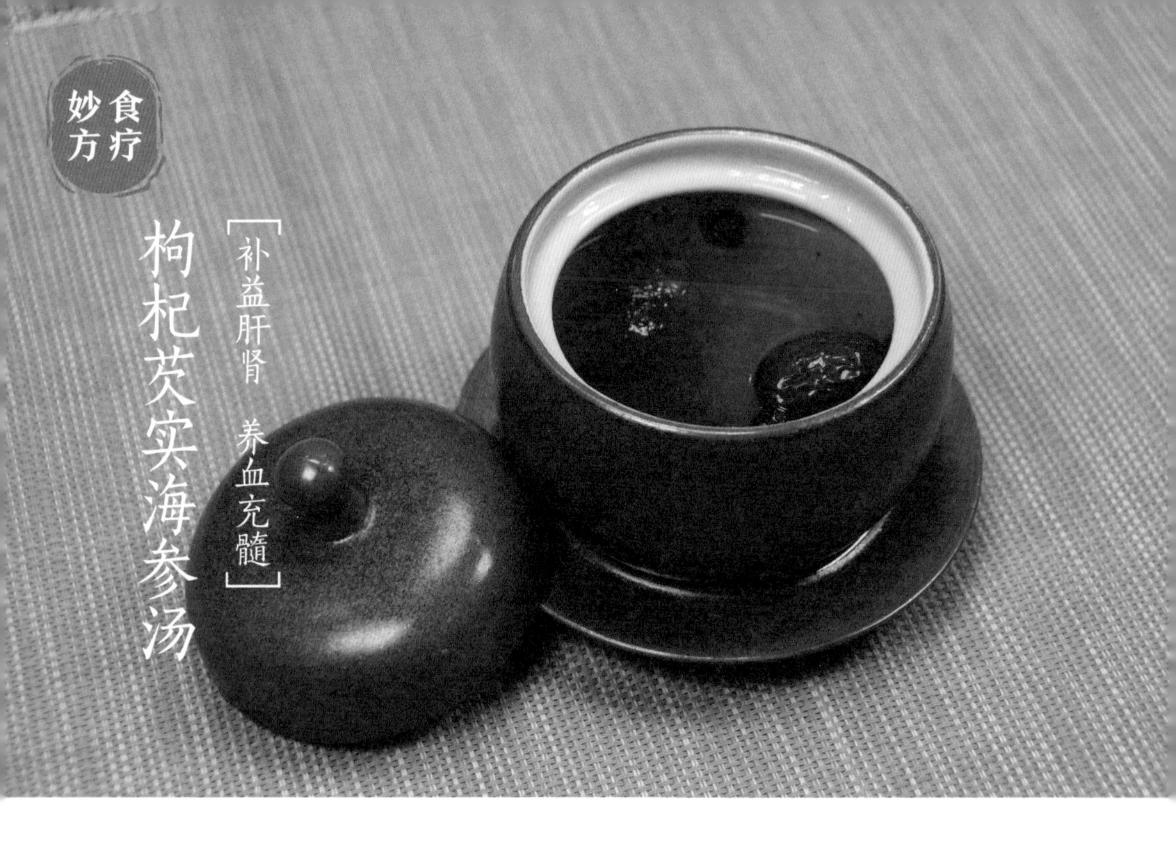

主要食材

水发海参 100 克，芡实 50 克，黑枸杞子 10 粒，小米 100 克，大枣 3 克。

具体做法

1. 将所有食材洗净，将海参切成条块，备用。

2. 将所有食材放入锅里，加适量的清水，用大火烧开以后，小火煮 1 小时左右，等食材熟软后即可食用。

养生功效

海参性平味咸，具有滋阴补肾、通肠润燥之功效。黑枸杞子味甘性平，同样具有滋补肝肾的作用。本汤品能补益肝肾、养血充髓，适用于产后虚羸、阳痿遗精、虚弱劳怯、久病体虚之精血亏虚者的调补。消渴乏力之肺肾阴虚者也可食用。

注意事项：在大雪时节，建议每周食用 1 ~ 2 次。外感发热、口舌生疮者要慎用。

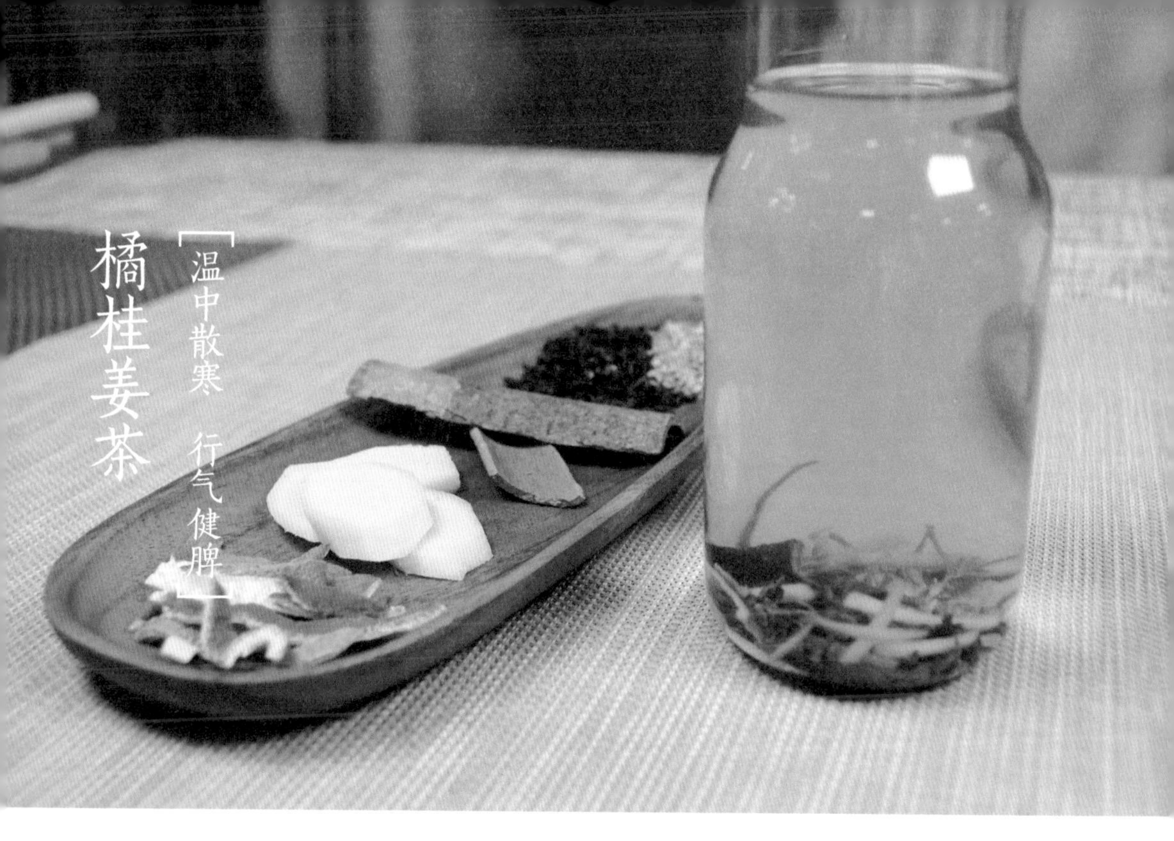

橘桂姜茶

温中散寒 行气健脾

主要食材

茶叶 2 克，橘皮 2 克，桂皮 2 克，茴香 2 克，鲜姜 2 克。

具体做法

1. 将橘皮、桂皮、茴香洗净，鲜姜切片备用。
2. 将上述材料放入锅中，加清水 800 毫升煮开，或用沸水冲泡浸闷后取汁饮用。

养生功效

此代茶饮具有温胃散寒、补气益脾的功效，适用于脾胃阳虚所致的脾胃虚寒证及寒邪直中脾胃，症见面色少华，肢体倦怠，纳少腹胀，大便溏泄，手足不温等。

注意事项：外感发热、口舌生疮、血压高者禁用。

穴位养生方法

在大雪时节，可以选择动作幅度较小的有氧运动，如快走、慢跑、爬山、散步、太极拳等，在运动前一定要做好热身活动。因为大雪时节天气寒冷，人体各个器官系统会有保护性的收缩，肌肉、肌腱、韧带的弹力、伸展性都会降低，肌肉的黏滞性增强，关节活动范围减小，身体容易发僵，不好舒展开来。如果不做热身活动就开始锻炼，很容易造成肌肉拉伤或者关节扭伤。

大雪导引功

操作方法

在大雪时节，每天早上自然站立，两脚左右分开，与肩同宽，膝关节稍微弯曲，两臂伸直，向两侧平举，手心朝外，指尖朝上，抬腿原地踏步走 10 分钟。

结束时，上下叩齿 36 次，咽津 3 次，用意念想象把津液送至丹田，最后再做 36 次深呼吸。

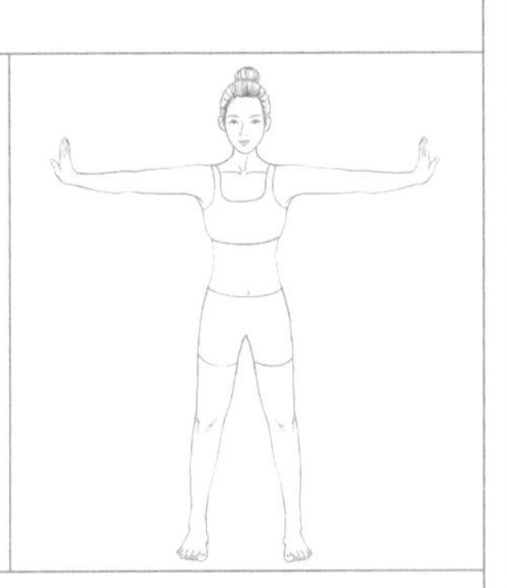

养生功效

该功法可防治脚膝风湿毒气、口热舌干、气喘咽干、心烦心痛、黄疸、阴部湿疹、饥不欲食、面色如漆、咳唾有血、视物不清、容易惊恐等症状。

艾叶足浴法

操作方法

在大雪时节，可以用艾叶做足浴。

1. 将 5 克艾叶煮水 10 分钟，放温后，浴足温经 12 分钟。

2. 然后，点按足少阴肾经的涌泉穴和肝脾肾三经的三阴交穴各 36 次，点按双手的劳宫穴各 36 次。

3. 最后，将双手搓热捂住命门穴，反复操作 6 次。

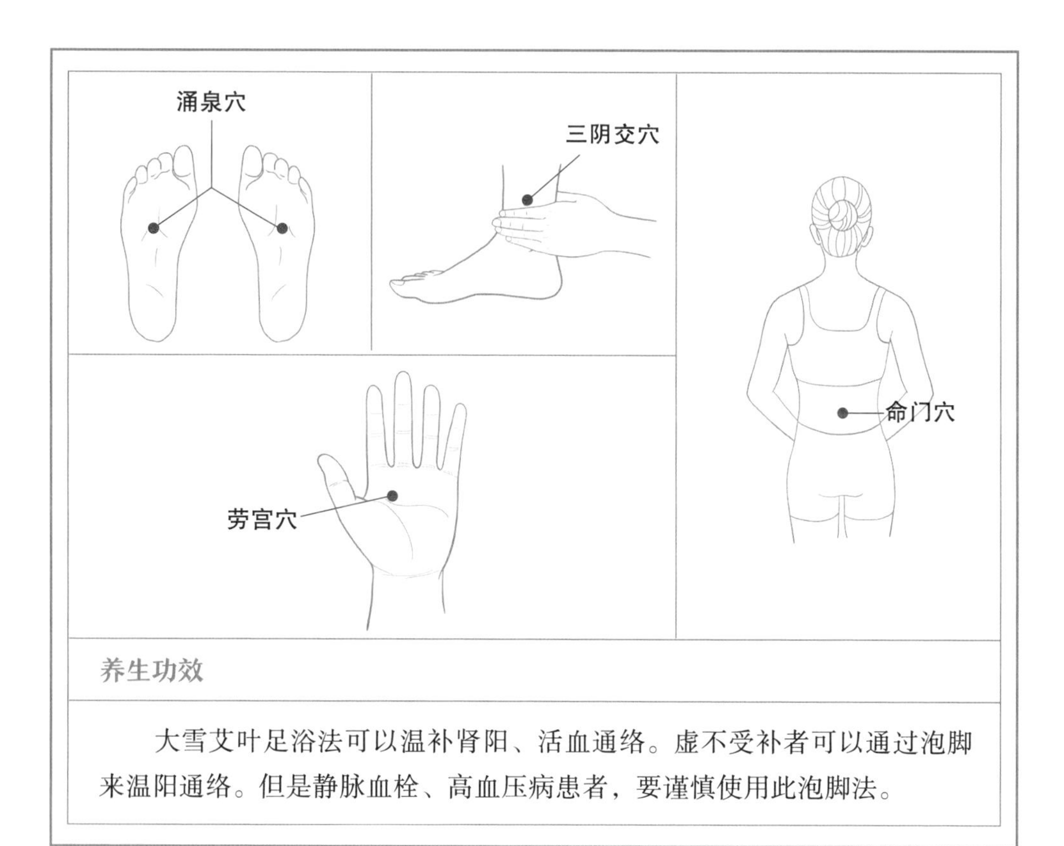

养生功效

大雪艾叶足浴法可以温补肾阳、活血通络。虚不受补者可以通过泡脚来温阳通络。但是静脉血栓、高血压病患者，要谨慎使用此泡脚法。

情志养生

大雪作为收藏的节气，此时天气异常寒冷，万物凋零，阴雪纷纷，容易使人躁动不安以致生病。人的情绪也很容易低落，需要注重精神调养。此时的精神调养需要着眼于“藏”，要保持精神安宁，预防季节性情感失调症。多晒太阳是改善低落情绪较好的方法，同时可加强体育锻炼，尽量避免紧张、易怒、抑郁等情绪的发生。日常生活中，不要计较鸡毛蒜皮的小事，不参与无原则的争执和较量，要经常宽慰自己，天气好时可到郊外登高望远，使心境保持开阔、宽容大度，从而达到养生的目的。

结语

大雪时节天气寒冷，风寒之邪容易损伤人体，要做好防寒保暖，尤其是胸腹和关节部位的保暖。要早睡晚起保证充足的睡眠以固肾精，白天可以选择动作较小的有氧运动。除了遵守冬季养阴、养肾、养藏的总原则，还要特别注意对肺的养护。

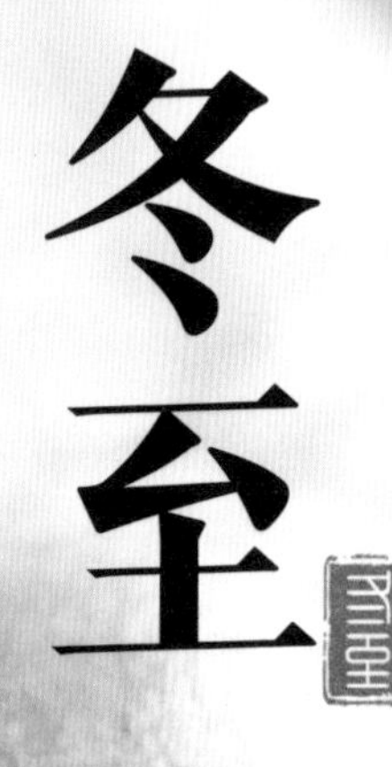

益气补血，温肾壮阳炒桃仁

冬至导引，温经散寒补肝肾

冬至的来历

冬至又名“一阳生”，是农历中一个重要的节气，也是中华民族的一个传统节日。冬至俗称“数九”“冬节”“长至节”“亚岁”等，早在2 500多年前的春秋时期，我国就已经用土圭观测太阳，测定出了冬至。它是二十四节气中最早制定出的节气，时间在每年阳历的12月21～23日。此时太阳达到黄经270°。

《月令七十二候集解》曰：“十一月中，终藏之气，至此而极也。”徐春甫《古今医统大全》曰：“阴极之至，阳气始生，日南至，日短之至，日影长至，故曰冬至。”

在乡间流传着许多与冬至有关的谚语，如“清爽冬至邋遢年，邋遢冬至清爽年”“冬至晴，正月雨；冬至雨，正月晴”“冬至冷，春节暖；冬至暖，春节冷”“冬至西北风，来年干一春”，说明根据冬至节气的冷暖、晴雨情况，可预示来年的天气。

历代文人雅士也作了许多有关冬至的诗词。唐朝诗人杜甫写下“天时人事日相催，冬至阳生春又来”的名句；现代诗人左河水笔下也有“西北风袭百草衰，几番寒起一阳来。白天最是时光短，却见金梅竞艳开”的佳作。

冬至的特别之处

✿ 冬至三候

冬至三候是指将冬至前后 15 天分为 3 等份，每 5 天为一候，“一候蚯蚓结；二候麋角解；三候水泉动”。

一候蚯蚓结：传说蚯蚓是阴曲阳伸的生物，此时阳气虽已生长，但阴气仍然十分强盛，土中的蚯蚓蜷缩着身体。

二候麋角解：麋与鹿同科，却阴阳不同，古人认为麋的角朝后生，所以为阴，而冬至一阳生，麋感阴气渐退而解角。

三候水泉动：由于阳气初生，此时山中的泉水可以流动并且温热。

✿ 冬至习俗

祭祀

冬至节亦称冬节、交冬。它既是二十四节气之一，也是我国的一个传统节日，曾有“冬至大如年”的说法，自古宫廷和民间都十分重视，从周代起就有祭祀活动。

《周礼·春官》云：“以冬日至，致天神人鬼。”目的在于祈求与消除国中的疫疾，减少荒年与人民的饥饿、死亡。《史记·孝武本纪》云：“其后二岁，十一月甲子朔旦冬至，推历者以本统。天子亲至泰山，以十一月甲子朔旦冬至日祠上帝明堂，每修封禅。”记录了汉武帝在冬至这天的祭祀活动。

《后汉书·礼仪志》云：“冬至前后，君子安身静体，百官绝事不听政。”还要挑选“能之士”，鼓瑟吹笙，奏“黄钟之律”，以示庆贺。

唐宋时，以冬至和岁首并重。南宋孟元老《东京梦华录》云：“十一月冬至，京师最重此节，虽至贫者，一年之间，积累假借，至此日更易新衣，备办饮食，享祀先祖。官放关扑，庆祝往来，一如年节。”

《清嘉录》则直言：“冬至大如年。”我国自古冬至需拜天祭祖。国内部分地区至今延续着此习俗。

饮食习俗

每年农历冬至这天，不论贫富，饺子是必不可少的节日饭。谚云：“十月一，冬至到，家家户户吃水饺。”这种习俗是因纪念医圣张仲景冬至舍药留下的。

冬至吃羊肉的习俗据说始于汉代。相传，汉高祖刘邦在冬至这一天吃了樊哙煮的羊肉，觉得味道特别鲜美，赞不绝口。从此在民间形成了冬至吃羊肉的习俗。人们在冬至这一天，纷纷吃羊肉及各种滋补食品，以求来年有一个好兆头。现山东滕州一带，冬至这天被称作“数九”，节前会给长辈送诸如羊肉等礼品，节日当天家家都要喝羊肉汤，以图个好兆头。

在江南水乡，有冬至之夜全家欢聚一堂，共吃赤豆糯米饭的习俗。相传，共工氏有不才子，作恶多端，死于冬至这一天，死后变成疫鬼，继续残害百姓。但是，这个疫鬼最怕赤豆。于是，人们就在冬至这一天煮赤豆饭吃，用以驱避疫鬼，防灾祛病。

冬至的养生方法

○ 起居方面的养生

在寒冷的冬至时节，常搓手对健康大有裨益。人的手上有很多重要穴位，如劳宫、鱼际、合谷等。搓手时，宜双手抱拳，双手从虎口接合，捏紧，再来回转动，使各部分互相摩擦。搓手时间可长可短，贵在每天坚持。

背部是人体的阳中之阳，风寒之邪极易通过背部侵入人体，进而引发外感性疾病、呼吸系统疾病和心脑血管疾病。冬至时节气候寒冷，在阳光充足的时候，经常晒晒后背有助于补益身体阳气。

俗话说“寒从脚下起”，脚与人的健康关系密切。脚部一旦受寒，会导致机体抵抗力下降，引起感冒、腹痛、腰腿痛、妇女痛经等病症，故寒冷的冬至时节应格外重视脚部保暖。除了要穿着保暖性能良好的鞋袜，还要多活动双脚，可进行跑步、竞走、散步等运动，并应养成泡脚的习惯。晚上睡觉前，用热水泡脚，既能御寒，又能有效地促进局部血液循环，增加脚部的营养供给，保持皮肤柔软，减轻下肢的沉重感和全身疲劳感。

✿ 饮食方面的养生

“气始于冬至”，因此冬至是养生的大好时节。此时在饮食方面宜多样化，注意谷、肉、蔬、果合理搭配。饮食宜清淡，不宜过食辛辣燥热、肥腻食物。

冬至时节可多食坚果。因为坚果性味偏温热，在其他季节食用容易上火，而冬至时天气寒冷，多数人食用后不存在这个问题。坚果有降低胆固醇、预防糖尿病、预防冠心病等作用；坚果中含有大量的维生素 E，对防老抗癌也大有裨益。但吃坚果要适量，具体摄入量因人而异。

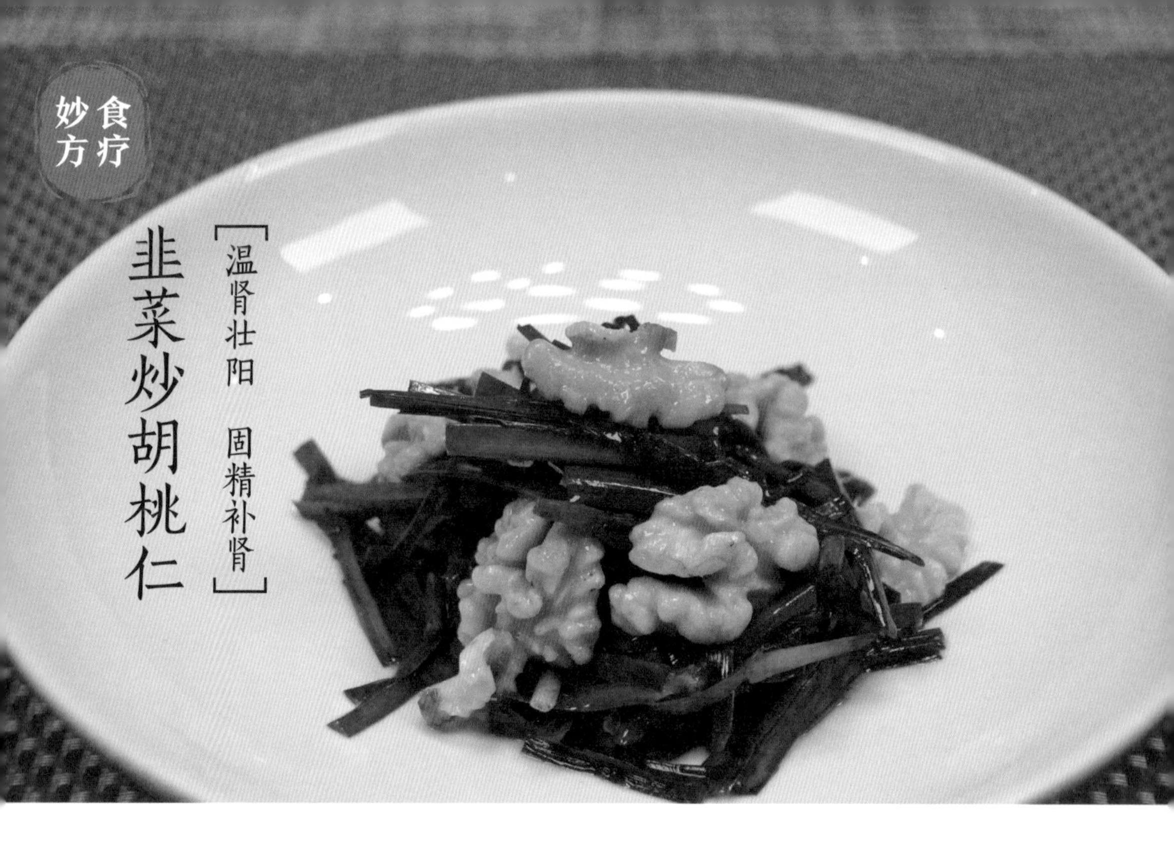

主要食材

胡桃仁 50 克，韭菜 200 克，麻油、盐等适量。

具体做法

1. 胡桃仁开水浸泡去皮，沥干水备用；韭菜摘洗干净，切成寸段备用。

2. 麻油倒入炒锅，烧至七成热时，加入胡桃仁，炸至焦黄，再加入韭菜、食盐，翻炒至熟即可。

养生功效

韭菜有温肾壮阳、温中行气的功效，经常食用有助于提高人体的免疫力；核桃仁有固精补肾的作用，坚持食用有助于防治肝肾阴虚引起的各种症状，如须发早白、牙齿松动、腰膝酸软等。本菜品补肾又不至滋腻，适合长期食用。

注意事项：韭菜辛温助阳，阴虚火旺者应当慎食。

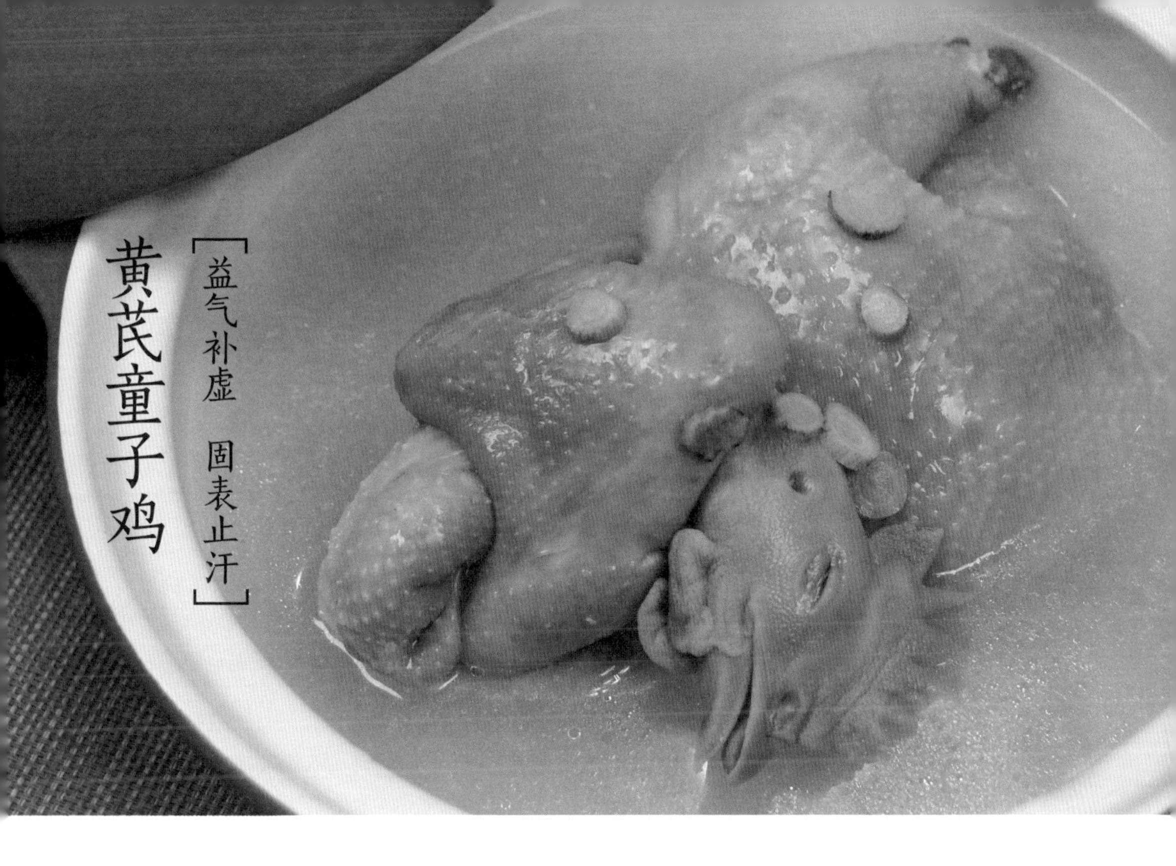

黄芪童子鸡

【益气补虚　固表止汗】

主要食材

童子鸡 1 只，生黄芪 6 克，姜、葱、盐、黄酒适量。

具体做法

1. 童子鸡洗净；生黄芪用纱布袋包好，取一根细线，一端扎紧纱布袋口，另一端则绑在锅柄上，将纱布袋放入锅中。

2. 在锅中加姜、葱及适量清水，放入童子鸡，待童子鸡煮熟后，取出黄芪包，最后加入盐、黄酒调味即成。

养生功效

黄芪具有益气补虚、升阳固表的作用；童子鸡中富含人体所需的多种氨基酸与卵磷脂。本品适合气虚体质、表虚自汗或易反复感冒者，也适合刚生产后气血俱虚的产妇食用，对于年老体弱之人也有补益和防治心血管疾病的作用。

注意事项：本方补气力量较强，气虚表现比较明显者可每隔半个月食用一次，不宜长期连续服用。

穴位养生方法

冬至时，阴气旺盛到了极点，阳气开始升起，并逐渐旺盛。由于阳是从阴里面生出来的，所以只有当阴足够旺盛时，阳气才能生得更好。因此，冬至后应注意运动，但不可过多，要在动中求静。如果平时运动较多，在冬至前后就应适当减少运动量，这样才能更好地适应大自然的变化，更有益于身体健康。冬至时可常做八段锦、太极拳等平和的运动，以达到养生的目的。

冬至十一月中坐功

操作方法

每天晚上，起身平坐，两腿前伸，左右分开，与肩同宽，两手半握拳，按在两膝上，使肘关节分别朝向左右斜前方，拳心朝外，上身前俯，极力以拳压膝；而后重心后移，双拳轻轻按膝，如此进行 15 次，最后叩齿、咽津、吐纳。

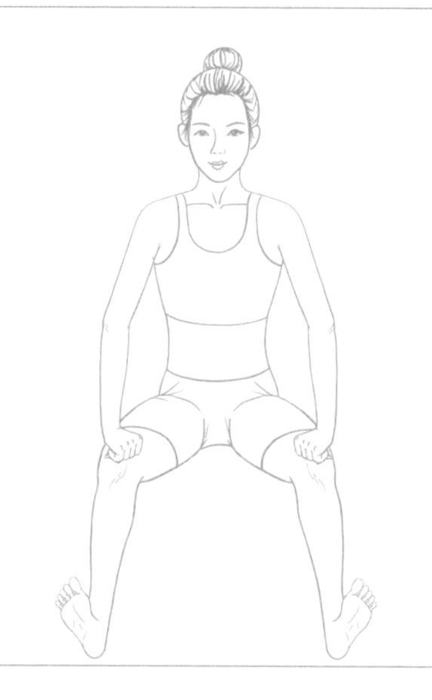

养生功效

此功法可改善手足经络寒湿、臀股内侧痛、足痿、嗜睡、足下热痛、脐痛、胁下痛、胸满、上下腹痛、大便秘结、颈肿、咳嗽、腰冷等症状。

点按太溪

操作方法

太溪穴位于足内侧，内踝后方与脚跟骨筋腱之间的凹陷处。用手指按揉此穴，一次按 30 下，力度以有酸痛感为宜，按揉最佳时间为 21 点。

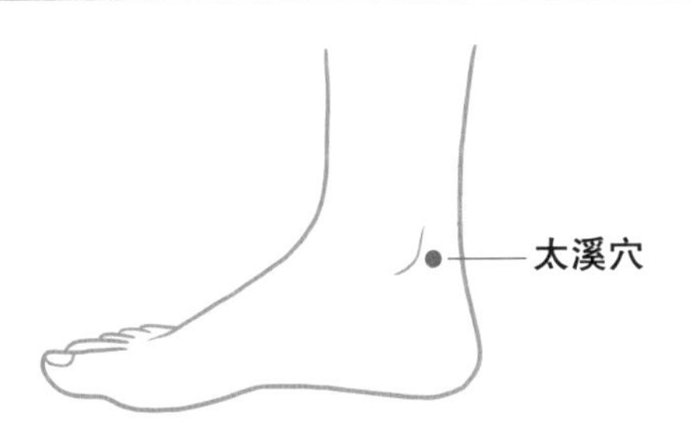

养生功效

太溪穴是肾经的腧穴和原穴，是本经经气汇聚之地，具有滋肾阴、补肾气、壮肾阳、理胞宫的功能。点按太溪穴，对于防治生殖系统疾病、肾阴不足诸证、腰痛和下肢功能不利等，都有一定的疗效。

情志养生

冬至时节，在精神调养方面，要尽量保持精神畅达乐观，不为琐事劳神，不要强求名利、患得患失。合理用脑，有意识地发展心智，培养良好的性格，时刻保持快乐平和的心态，振奋精神，在日常生活中发现生活的乐趣，消除冬季的烦闷。

结语

冬至开启了一年中最冷时节的序幕，此节气过后便是“数九寒天”，日常起居应当顺时而行，避寒气，待日光。“气始于冬至”，这是一年中饮食进补的最佳时期，甘温滋益之品可以发挥最大效用。日常生活中，也要时刻保持乐观开朗和畅达平和。

小寒

温中散寒，补益气血羊肉汤

按揉涌泉，温阳祛湿补肾精

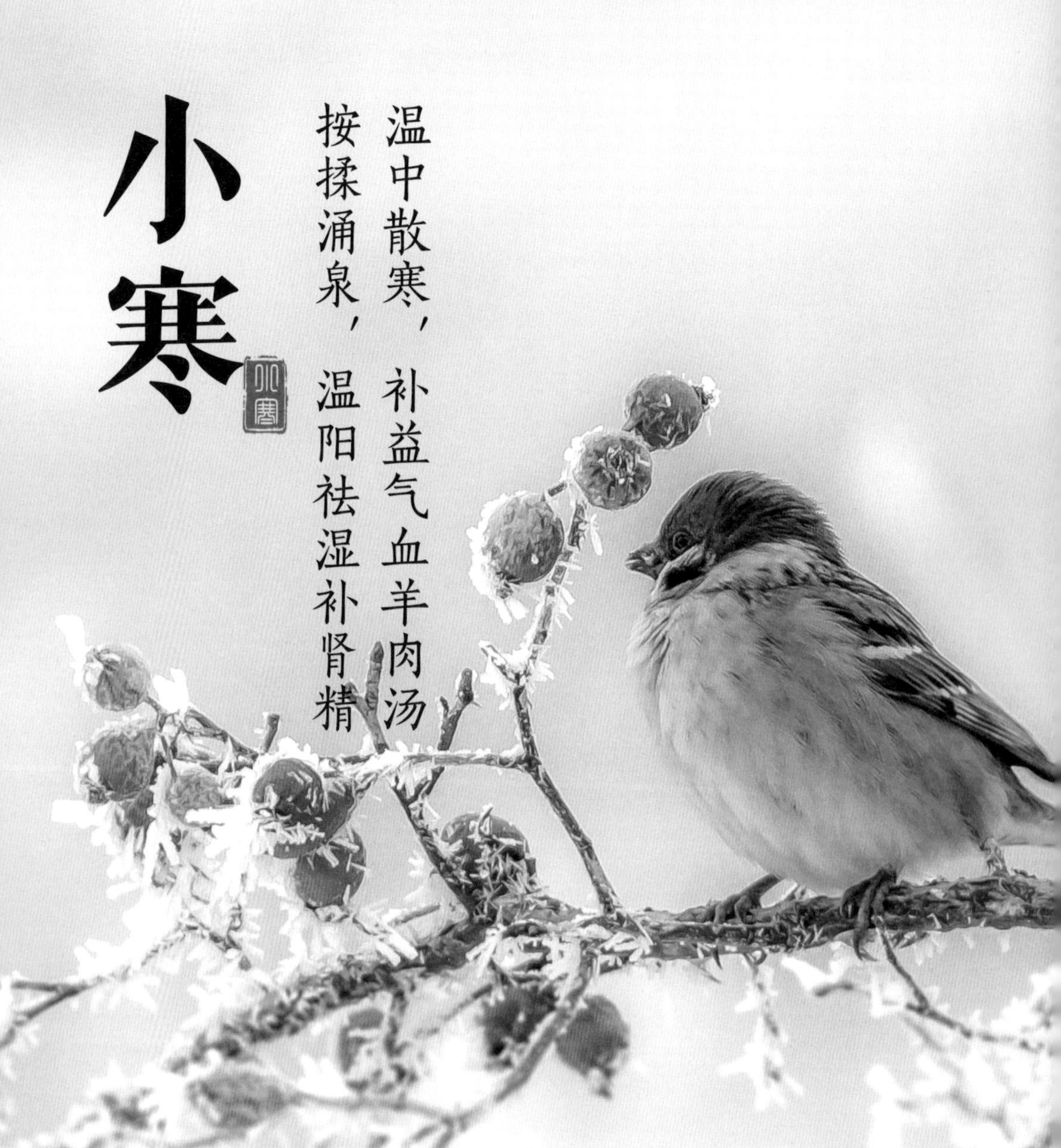

小寒的来历

小寒是二十四节气中的第23个节气。小寒时，太阳运行到黄经285°，时值阳历1月6日左右。所谓“小寒”，是与最后一个节气“大寒”相对比而言。小寒之后，我国气候开始进入一年中最寒冷的时段。历书曰：“斗指戊为小寒，时天气渐寒，尚未大冷，故为小寒。”虽然从字面上理解大寒要比小寒冷，但在气象记录中小寒却比大寒冷，因为小寒节气正处在“出门冰上走”的“三九”寒天。之所以不叫“大寒”叫“小寒”，是因为当时在节气起源的黄河流域，大寒是比小寒更冷的。并且冬季的小寒正好与夏季的小暑相对应，所以此节气名称流传至今。

在乡间流传着许多与小寒有关的谚语，如“小寒不寒，清明泥潭”“小寒大寒寒得透，来年春天天暖和”“小寒暖，立春雪”等，可见小寒的冷暖情况也预示着未来的天气。

小寒的特别之处

小寒三候

三候是指将小寒前后 15 天分为 3 等份，每 5 天为一候，“一候雁北乡；二候鹊始巢；三候雉始鸲”。

一候雁北乡：古人认为候鸟大雁是顺阴阳而迁移，此时阳气已动，所以大雁开始向北迁移。

二候鹊始巢：此时北方到处可见喜鹊，古人认为喜鹊感觉到阳气而开始筑巢。

三候雉始鸲：“雉”，文明之禽，阳鸟也，“鸲”为鸣叫的意思，雉在接近四九时会因感受到阳气的升长而鸣叫。

小寒习俗

小寒因处隆冬，土气旺，肾气弱，因此，饮食方面宜减甘增苦，补心助肺，调理肾脏。在饮食上可多吃羊肉、牛肉、芝麻、核桃、杏仁、瓜子、花生、榛子、松子、葡萄干等，也可结合药膳进行调补。各地在小寒时节都有一些特别的饮食习俗。

南京地区有吃菜饭的习俗。到了小寒，南京人喜欢吃煮菜，用咸肉片、香肠片、板鸭丁、排骨等肉类，加蘑菇、豆腐、粉条、木耳、青菜等烹制，营养丰富，可补充各种蛋白质及营养素。

广东地区有吃糯米饭的习俗。广东人小寒早上喜欢吃糯米饭，一般是用 60% 糯米加上 40% 香米，把腊肉、腊肠切碎后炒熟，再把花生米炒熟，加一些碎葱白，拌在饭里吃。

小寒的养生方法

起居方面的养生

小寒时节养生在起居方面应做到：①早睡晚起，《素问·四气调神大论》曰：“早卧晚起，必待日光。”早睡可以养人体的阳气，晚起可以养人体的阴气，从而使身体内的阴阳维持平衡；②尽量减少晚间外出活动次数，以免伤阳。

小寒是一年中最冷的节气之一，此时着衣应以保暖为第一要务，尤其是头颈、背、手脚等易受凉的部位要倍加呵护。

头颈部接近心脏，血流量大，向外发散热量多。背部是足太阳膀胱经循行的主要部位。足太阳膀胱经主一身之表，起着防御外邪入侵的屏障作用。手、脚远离心脏，血液供应较少，表面脂肪很薄，是皮肤温度最低的部位。小寒时节外出最好戴上帽子、手套，扎上围巾。民间“冬天戴棉帽，如同穿棉袄”的说法也从侧面印证了冬季头部保暖的重要性。

饮食方面的养生

俗话说：“小寒大寒，冷成冰团”，进入小寒时节，也已进入数九寒天，饮食上要以“补”为主。民谚有“三九补一冬，来年无病痛”之说，充分说明了冬季进补的重要性。

小寒时节，饮食应以温补为主，尤其要重视“补肾防寒”。中医认为，肾为“先天之本”，肾藏精，主生长、发育和生殖。肾虚是引起脏腑功能失调，产生疾病的重要因素之一。小寒时节补肾可提高人体生命原动力，帮助机体适应严冬气候的变化。羊肉是小寒时节温补的首选食物，可搭配党参、黄芪、何首乌、当归等补气补血、滋补肝肾的药物一起食用。

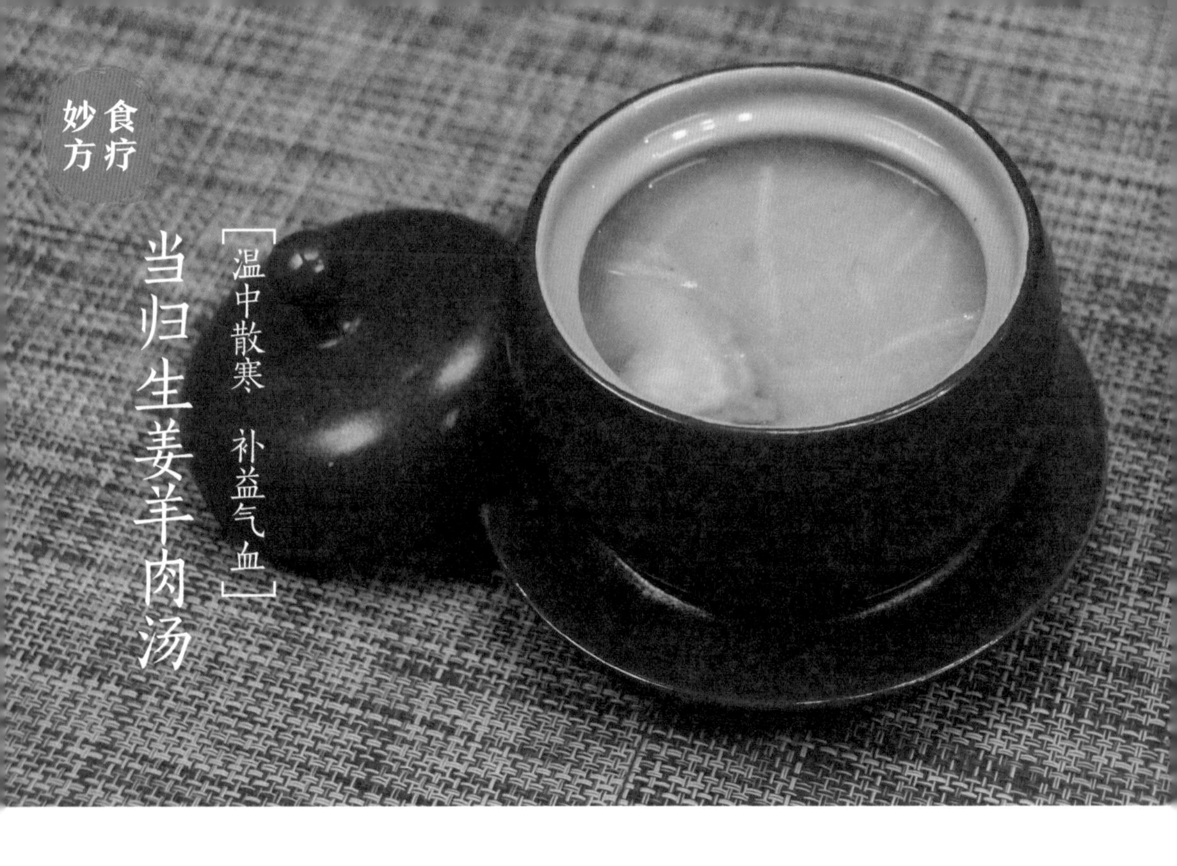

主要食材

当归 10 克，生姜 10 克，羊肉 250 克，白萝卜、红萝卜各 100 克，黄酒适量。

具体做法

1. 将当归、生姜清水洗净，切成大片，红萝卜、白萝卜洗净切片备用。

2. 羊肉剔去筋膜，洗净切块，入沸水锅内焯去血水，捞出晾凉备用。

3. 砂锅内放入适量清水，将羊肉下入锅内，再下当归、姜片和黄酒，大火烧沸后，打去浮沫，改用小火炖 1.5 小时至羊肉熟烂为止，再加入红、白萝卜，待萝卜煮熟后即成。

养生功效

本方出自《金匮要略》，有益气补血、滋补肝肾、散寒止痛之功效。全方构成简单，以气温形，以味补精。下午酉时（17—19 点）肾经当令，此时食用本汤可达到较佳补益效果。血虚里寒腹痛的新产妇女以及男性，也适合饮用此汤。

注意事项：湿热体质人群慎用。

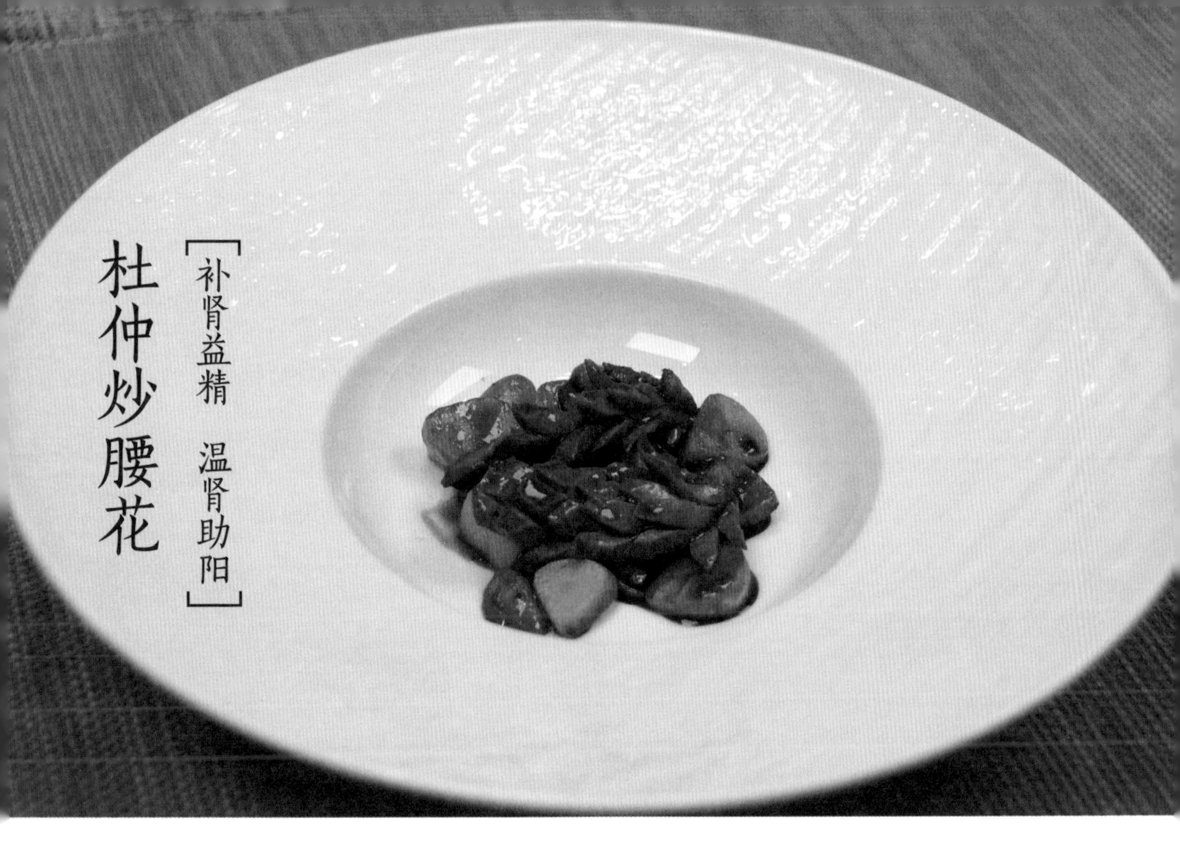

主要食材

猪肾 250 克，杜仲 10 克，生姜、葱白、大蒜、花椒、植物油、盐、酱油、醋、白糖、味精、绍兴黄酒、淀粉各适量。

具体做法

1. 杜仲水煎取汁，加酱油、白糖、绍兴黄酒、淀粉、味精拌兑成芡糊，分成两份备用。
2. 生姜、大蒜切片，葱白切段，备用。
3. 猪肾对剖两片，剔去筋膜，切成腰花，用一份杜仲芡糊腌渍。
4. 炒锅烧热，入油，烧至七八成热，放入花椒炸香，再放入腰花、姜、葱、蒜，快速炒散，沿锅边倒入另一份杜仲芡糊与醋，翻炒均匀，起锅装盘即成，佐餐食用。

养生功效

全方具有补肾益精、温肾助阳的功效，适用于中老年人冬季肾虚，如腰痛腿软、畏寒肢冷、头目眩晕等症状的调补，尤其对夜尿频多者有较好的调治作用，也适用于血压高、妊娠漏血、胎动不安的辅助治疗。

注意事项：有口渴、口苦、小便黄赤等热性症状者，不宜食用。猪肾为高脂肪、高胆固醇、高嘌呤食物，高脂血症与痛风病患者慎用。

穴位养生方法

小寒时节可以进行跳绳、踢毽子等养生运动。如果遇到下雪，还可以打雪仗、堆雪人，这些活动可以很快使全身暖和，血脉通畅。除此之外，按揉特定的穴位也可以起到很好的防寒养生作用。

按揉涌泉穴

涌泉穴，属足少阴肾经腧穴，在足掌的上三分之一中间处，即当脚屈趾时，脚底前凹陷处。

《黄帝内经》中就有“肾出于涌泉，涌泉者足心也”的记载，意思是说，肾经之气好像是源泉之水，来源于足下，涌出灌溉周身、四肢各处。在民间也有“寒从足入”的说法。经常按摩涌泉穴，能够起到温阳祛湿的作用。

操作方法

每天用双手拇指快速按揉双侧涌泉穴各50 ~ 100次，随后按揉各脚趾数次，以有热感为度。

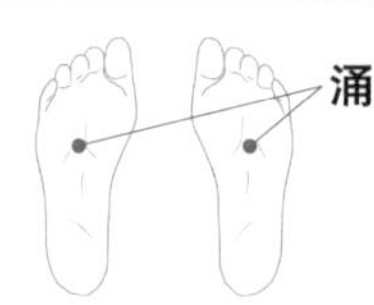

养生功效

此按摩法可以对肾、肾经及全身起到由下而上的整体性调节作用，具有温煦机体的功效。

推揉胸腹

操作方法

以膻中穴为中心推揉胸部，以气海穴为中心推揉腹部。

胸部可用揉法或推法，揉法即用中指指端按揉膻中穴，50 ~ 100次为一轮，推法为用双手拇指指腹自膻中穴向外推擦。

腹部以气海穴为中心，用掌心分别沿顺时针和逆时针方向进行按摩，60次为一轮，以丹田温热舒适为宜。

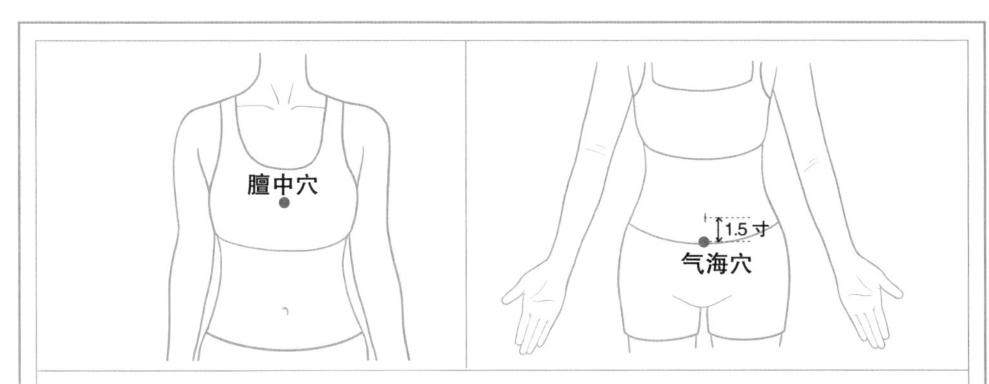

养生功效

膻中穴为气会，是八脉交会穴之一，也被称为“上气海”。气海穴为肾间动气之源，关系到肾间元气的升发。前者内应心肺，重在司摄宗气理上焦之气；后者内应丹田，重在补肾培元固下焦精血。两穴关系密切，同时推揉，可以清上固下，培补元阳。

情志养生

中医认为，肾主水，藏精，在志为惊与恐，与冬令之气相应。因此，在小寒之时，应调养心肾，以保精养神。这就要求人们避免各种不良的干扰刺激，保持“恬淡虚无，真气从之”状态，方可使心神安静自如，含而不露，秘而不宣，给人以愉悦之美。

小寒时节寒风凛冽，阴雪纷纷，易扰乱人体阳气，使人萎靡不振。现代研究表明，冬天日照减少，易引发抑郁症，使人情绪低落，郁郁寡欢，懒得动弹。为了避免出现上述情况，在阳光较好的时候，大家应尽量外出多晒太阳，同时多参加丰富多彩的文体娱乐活动，并注意动静结合。

动可健身，静可养神。体健神旺，可一扫暮气，振奋精神。

结语

小寒时节天气寒冷，应该注意保暖，主要保护头颈部和背部，以免受寒邪；起居要早睡晚起，避免熬夜；饮食方面应温补脾肾，温阳散寒，以提高免疫功能。肾主骨生髓，而寒易伤肾，冬季易出现骨关节疾病，因此运动时应格外注意对骨关节的保护。运动前，一定要做好充分的准备活动。另外，锻炼时间最好安排在下午日光较为充足时，运动量不宜过大。

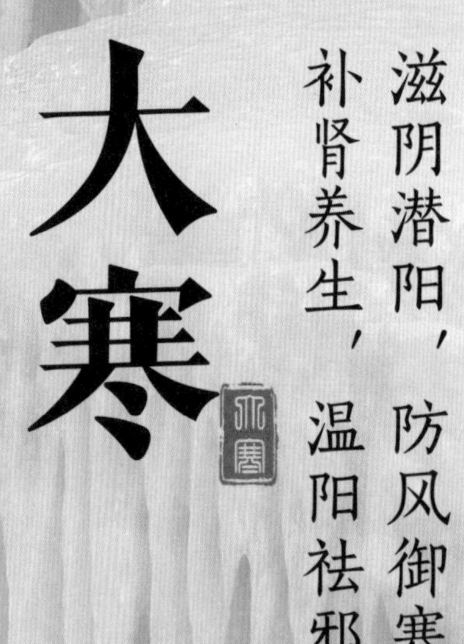

大寒

滋阴潜阳，防风御寒牛肉汤

补肾养生，温阳祛邪止风寒

大寒的来历

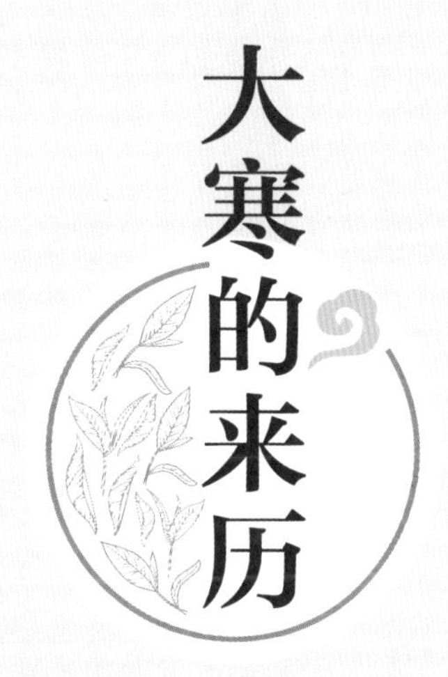

大寒，是全年二十四节气中的最后一个节气。每年阳历 1 月 20 日前后，太阳到达黄经 300° 时，即为大寒。

《授时通考·天时》引《三礼义宗》曰：“大寒为中者，上形于小寒，故谓之大……寒气之逆极，故谓大寒。”这时寒潮南下频繁，是中国部分地区一年中最冷的时期，风大，低温，地面积雪不化，呈现出冰天雪地、天寒地冻的严寒景象。

在乡间流传着许多与大寒有关的谚语，如“过了大寒，又是一年”“小寒不如大寒寒，大寒之后天渐暖”“小寒大寒冻成一团”等，充分体现了大寒时节的气候特征，也预示着新一年的到来。

大寒的养生方法

起居方面的养生

大寒养生要顺应“冬季闭藏”的特性，早睡晚起，每天早上可适当多睡一会儿，待太阳出来后再起床。早睡可养人体的阳气，晚起可养阴气。

在阳光充足的中午或下午，应多到外面晒晒太阳。晒太阳能促进血液循环和新陈代谢，增强人体对钙和磷的吸收，预防骨质疏松症。晒太阳也要掌握方法。一般来说，应重点晒头顶、后背等部位。中医认为，“头为诸阳之首”，是所有阳气汇聚的地方，凡五脏精华之血、六腑清阳之气皆汇于头部。后背是督脉循行之处。督脉总督一身之阳经，六条阳经都与督脉交会于大椎。督脉有调节阳经气血的作用，故称为“阳脉之海”。所以，经常晒头顶、后背，可调气血、补阳气。

俗话说“寒从脚下起”，大寒时节养生要特别注意脚部保暖。足为肾之根，泡脚可温肾阳。泡脚时，水温宜控制在 40℃左右，时间以 20 ~ 30 分钟为宜，泡至全身发热、额头微有汗出即可。额头是足阳明胃经所过之处，额头出汗说明热气已温暖到脏腑经络。

泡脚时，还可掺入生姜、花椒、艾叶等中药。生姜性热，泡脚时撒一点生姜皮，有助于驱寒；花椒、艾叶性温热，可温中止痛，祛湿散寒，通经络。

也可自制泡脚药材包。取一块棉布，包上花椒 5 克、生姜 10 克、生艾叶 10 克，适温时浸入水中泡脚，有温经散寒、活血通络的作用。

○ 饮食方面的养生

大寒时节，阴气渐渐衰落，阳气刚要萌生。在饮食方面，应遵守保阴潜阳的养生原则。

我国古代就有“大寒大寒，防风御寒，早喝人参黄芪酒，晚服杞菊地黄丸”的说法。早晨喝补气温阳的人参黄芪酒，可借助早上自然界升发的阳气，有利于身体阳气的升发；晚上服用滋阴补肾的杞菊地黄丸，有利于身体阴液的滋补。除了服用以上药物，平日也可多食用一些滋阴潜阳且热量较高的食物，如大枣、黑豆、核桃、黑芝麻、桂圆、木耳、银耳等。

由于大寒是一年中最后一个节气，与立春相交接，所以在饮食上应与小寒略有不同。饮食中要适当加些辛温解表、发散风寒的食物，比如紫苏叶、生姜、大葱、辣椒、花椒等，为适应春天的升发特性做好准备。

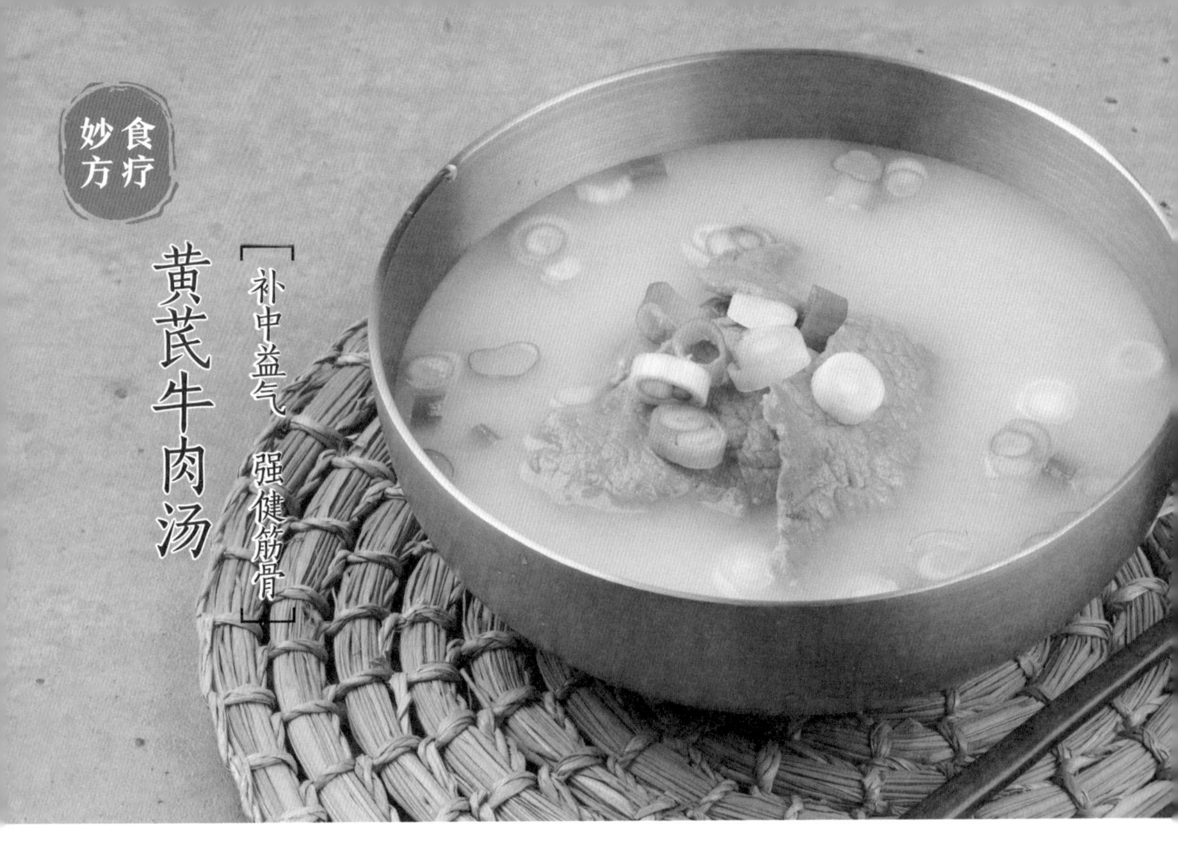

主要食材

牛肉（瘦）250克，黄芪6克，党参6克，鲜玉米500克，大葱20克，姜15克，料酒20克，葱花5克，胡椒粉1克，盐、味精适量。

具体做法

1. 将黄芪、党参洗净，装于双层纱布袋内，封住袋口，做成中药包备用。

2. 牛肉洗净，切成块或片；姜、葱洗净备用。

3. 砂锅置大火上，倒入开水2 000毫升，加入牛肉、中药包煮沸，撇去浮沫。加姜、葱、料酒、玉米，继续炖煮至牛肉熟透。拣去中药包、姜、葱；加入适量的盐、胡椒粉、味精、葱花即可。

养生功效

黄芪有补气升阳、固表止汗的功效，党参、玉米有健脾补肺、益气养血生津的功效，牛肉则能补中益气、强健筋骨。此汤品适合食少便溏、倦怠无力之脾胃虚弱者的食补，也可以用于治疗脏器脱垂及气虚血脱的崩漏等中气下陷之症。

注意事项：肝病、肾病患者慎食。

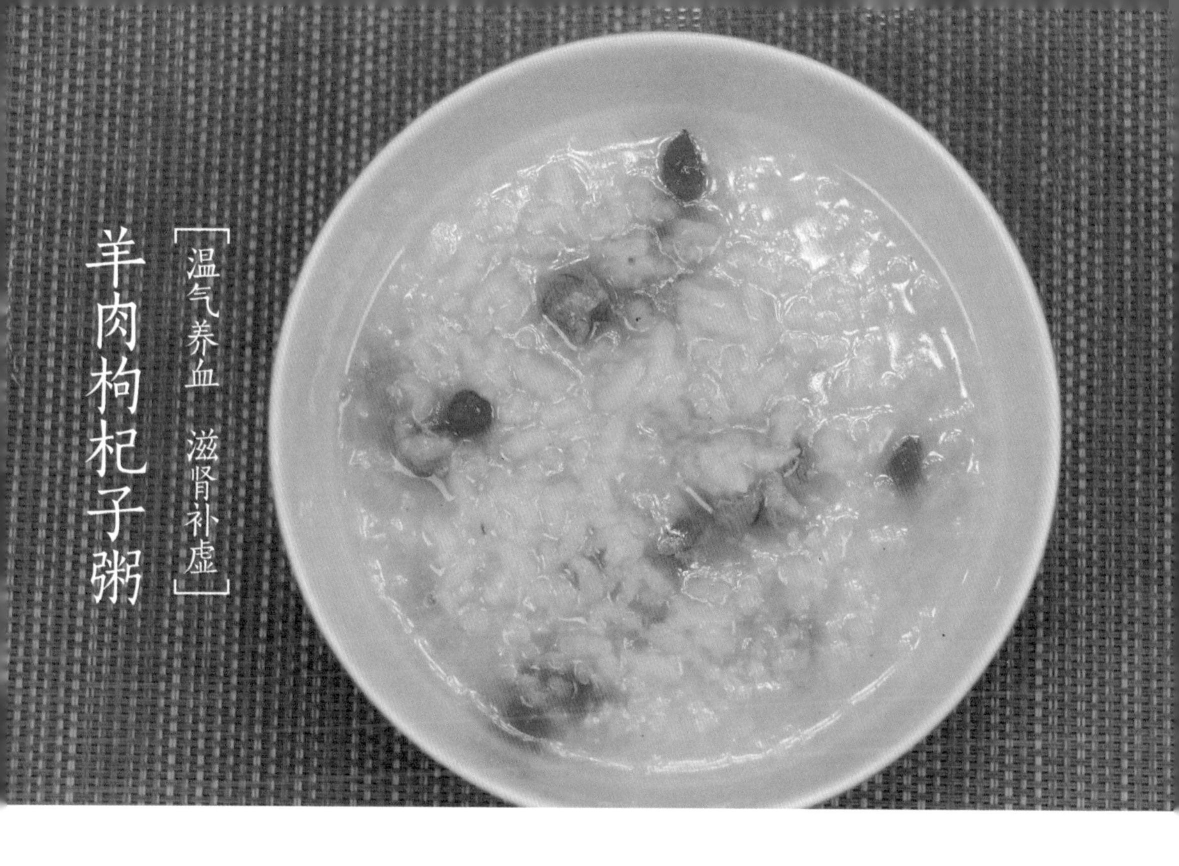

羊肉枸杞子粥

温气养血 滋肾补虚

主要食材

羊肉 300 克，枸杞子 20 粒，粳米 250 克，葱白、盐各适量。

具体做法

1. 羊肉洗净，切丁；枸杞子洗净备用。

2. 将以上食材连同粳米、葱白、清水，一同放入砂锅中，熬至肉熟米烂，加适量盐调味即可。

养生功效

此粥品可补肾气、壮元阳，适用于肾虚劳损、阳气衰败所致阳痿、腰脊疼痛、腿脚痿弱、头晕耳鸣、听力减退、尿频或遗尿等症。羊肉温养气血、益肾补虚，枸杞子补肾益精、养肝明目，二者相合，不仅甘美可口，且补虚之力更佳。

穴位养生方法

大寒时节应选择阳光较好的时候，到户外适当运动。此时运动不宜过度激烈，以免扰动阳气，可选择慢跑、登山、打太极拳等方式。但要注意避免运动后大汗淋漓，以免伤津耗气，不利于养生。

大寒补肾养生功

操作方法

每天晚上，一腿前伸，另一腿跪坐于地板或床上，脚背着地，臀部坐在脚后跟上，上体后仰，以两臂分别在身后左右侧撑地，指尖朝向斜后方，身体重心后移，再前移。两腿互相交换进行，左右各做15次。然后做叩齿、咽津、吐纳。

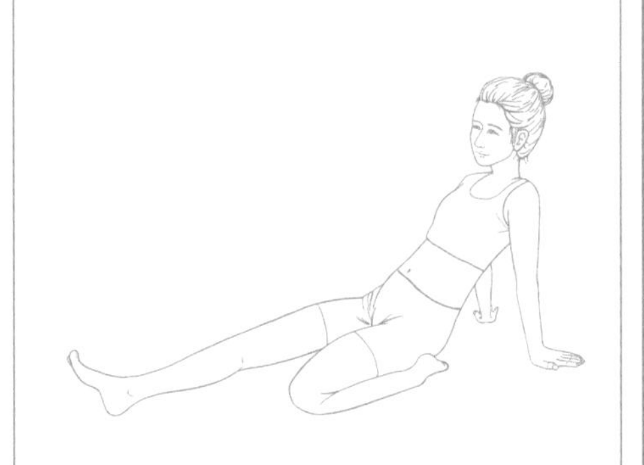

养生功效

此功法载于《遵生八笺》，经常操作，能改善舌根强痛、体不能动或不能卧、股膝内肿、足背痛、腹胀肠鸣、泄泻、足踝肿等症。本功法可从大寒时节开始练至立春为止。

敲膀胱经

操作方法

膀胱经循行多在背部，可用敲打的方法进行按摩。

用手或按摩锤，从上到下地敲打，从后背部开始，然后臀部、大腿后侧，一直敲到小腿。痛感明显的局部穴位可以点按数次。每天下午 15 ~ 17 时，敲击 10 ~ 15 分钟。施力由轻到重，循序渐进，敲打到后背微微发热即可。

养生功效

肾与膀胱相表里，敲打膀胱经有助于激发肾气运转，也能够治疗各种循经病，如发热、头痛、鼻衄、鼻塞、流涕、目涩，颈项腰背等膀胱经循行部位的肿痛、麻木等。

情志养生

正所谓“暖身先暖心，心暖则身温”，这就是说心神旺盛，气机通畅，血脉顺和，全身四肢百骸才能温暖，方可抵御严冬酷寒的侵袭。因此，在大寒时节，人们应安心养性、怡神敛气，尤其是老年人和体弱者。

大寒过后适逢春节，此时精神调养应注意避免过喜或过悲，以减少心脑疾病的发生；要注意保持心情舒畅、心境平和，使体内的气血和顺，不扰乱机体内闭藏的阳气，做到“正气存内，邪不可干”。

结语

大寒是一年中最寒冷的节气之一，养生要顺应“冬季闭藏”的特性。早睡晚起，待太阳出来后再起床；每天可做补肾养生功法和泡脚；在饮食方面，应遵守保阴潜阳的养生原则，早喝人参黄芪酒，晚服杞菊地黄丸。另外，推荐黄芪牛肉汤和羊肉枸杞子粥作为大寒时节的家庭菜。一年中的最后一个节气，也需要站好补益的最后一班岗。

人生于天地之间，宇宙之中，所有的生命活动都与大自然息息相关，紧密相连。二十四节气养生中首先强调的是“天人相应”的思想。每个节气的到来，都表现为气候的寒热变化，同时也暗示着阴阳的更新交替。人体的五脏六腑、七窍四肢、筋骨皮肉等组织的机能活动无不受节气变化的影响，“圣人传精神，服天气而通神明”，人体只有适应四时阴阳的变化，才能与外界环境保持协调平衡。各类起居饮食、按摩导引方法体现着顺时而为、应时而动的养生观念，在自然中寻求平衡，实现人、天、地的和谐统一。

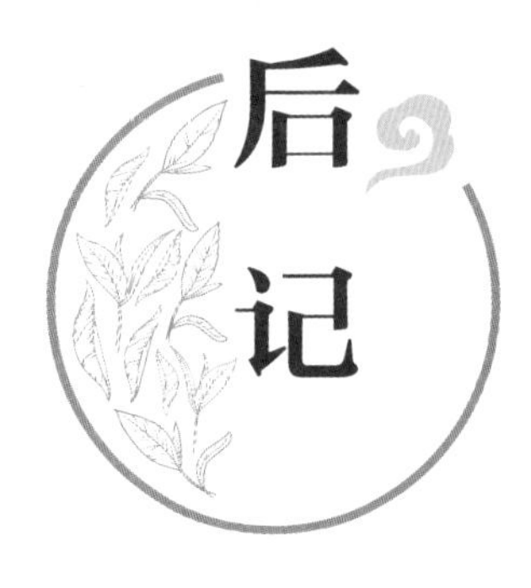

后记

几年前，我为喜马拉雅录制了一套音频课《24 节气养生法》，获得了听众的好评。不少患者到我的门诊处和我说：“听了音频课开始对中医入迷，并且改变了自己和亲戚朋友的健康轨迹。”孙思邈曾说：“人命至重，有贵千金，一方济之，德逾于此。”医生推荐的一方一药都可能对受众产生很大的影响，这也让我意识到健康科普的重要性。基于此，我将《24 节气养生法》音频课整理成书籍出版，并优化、增添了诸多内容，旨在向大家推荐“学之能用，用之有效”的健康观念与养生方法。

医学科普是以科普的方式将健康领域的专业知识、科学方法、科学思想和科学精神传播给公众，旨在培养公众的健康素养，帮助公众学会自我管理健康的长期性活动。建设健康中国，实现人民群众对美好生活的向往，加大医学科普力度，是回应人们对健康知识的需求和期待，是回答人们对健康知识去伪求真的渴求。

中医在健康科普中大有可为。常言道“药补不如食补”，说的就是食补对于人体健康的重要性。其实我们每天都会从各种食物中摄取很多营养成分。因为肠道是人体主要的吸收器官，一日三餐又是必不可少的，所以食补对于我们的身体健康尤为重要。有时候，我们的身体还未到生病的地步，但是通过饮食调节，能够使我们更加健康；有时候，我们的身体又过于虚弱，一味地用重药难以发挥良好的治疗作用，这个时候饮食就能起到很好的辅助作用。民以食为天，如果能在普通的一日三餐之中辅以养生之道，对健康大有裨益。

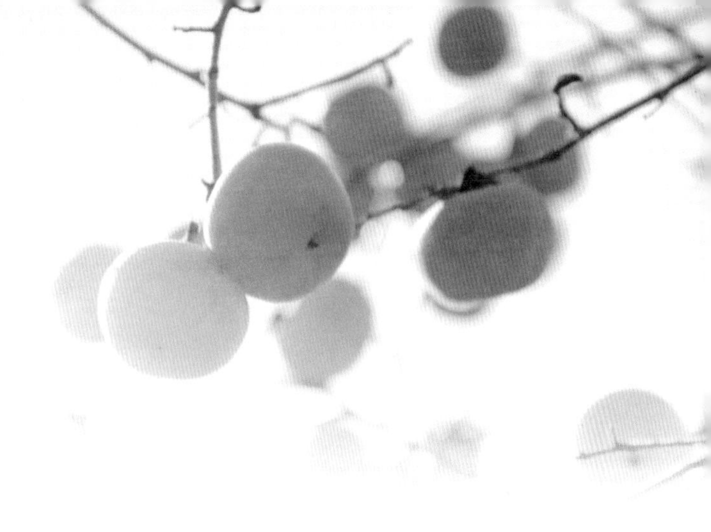

最近网络上流传着对当代人“啤酒加枸杞子，可乐放党参”式“朋克养生”的调侃。现代社会忙碌的工作和快速的生活节奏，使许多人倾向于选择快捷方便的食物，如快餐、即食食品等。这些食物通常含有大量的盐、糖和脂肪，摄入过多容易引发高血压病、糖尿病等慢性疾病。同时，人们对于养生的理解也有所偏颇，认为只要补充人体所需的营养物质就能保证身体的健康。然而，大部分的保健品和补充剂并没有充分的科学依据证明其有益于人体，食用不当甚至可能产生副作用。有些人的饮食习惯也不合理，如长期只吃一种食物或一种营养素，因为追求高蛋白饮食而过量摄入肉类、蛋类等，忽视了其他重要营养物质的摄入，极易导致营养不均衡，出现健康问题。因此，保证丰富的饮食来源，保持均衡饮食，对于身体健康至关重要。

《黄帝内经》中提到“五谷为养，五畜为益，五菜为充，五果为助”的食疗养生理论。健康的饮食应该是多样且全面的，要合理搭配谷物、肉类、蔬菜、水果、乳制品等五大类食物，以确保各种重要营养素的摄入。适当增加食物的种类和数量，合理配比蛋白质、碳水化合物和脂肪的摄入量，有助于维持身体的正常功能。在二十四节气中，食疗养生可以根据不同节气的特点和气候变化，选择适宜的食材和中药，制作具有特定功效的食疗方。它利用中药的药性和食物的营养成分，调理人体的阴阳平衡，促进身体的健康。这种养生方式有着悠久的历史，是中国传统文化的瑰宝之一。

另一方面，养生保健的锻炼方式也不仅仅局限在健身房中，我们也为大家提供了“中国式健身方案”。中国传统养生保健功法融各种防病、治病、健身方法于一体，以中国哲学为理论基础，汇集道、儒、佛、医、武的思想精华，不仅具有健身延年的实用价值，而且映射出中华民族的文化品格、思维方式等特色。中医功法的特点在于动静结合，不提倡剧烈的无氧运动。本书推荐的中医功法符合中医的养生知识，在中医的理论中，脏腑器官属阴，以静为特征，功能活动属阳，以动为特征。保持动静协调状态，才能使各器官充满活力，从而达到形神共养的效果。

未来最热门的职业，也许就是帮助大众形成健康生活方式的职业，中医的诸多养生保健方法，必定会越来越受欢迎。近期“中药房配酸梅汤”颇为流行，除了传统配方，药店还可根据消费者的个人体质调方、减方，一些中医药代茶饮也颇受消费者青睐。这背后体现的是国人对中医药文化的认可，以及对中国文化自信的认同。本书中的诸多食疗方，也可进一步地应用与推广，十分适合初学者与广大中医爱好者参考实践。

我常说自己一生有两个使命，一是治病救人，二是宣传中医，服务基层医生，服务百姓。在中医药文化科普方面，我开展了中医望诊、食疗和女性养生科普，利用新媒体进行宣讲，各平台总粉丝量超 300 万，视频总点击量过亿次，社会反响良好。我一直在中医药科普的路上，能助力大众养成“人人是自己健康第一责任人”的健康观念，将医学科学知识、防病治病方法、医学保健措施、健康理念，通过多种方法和途径传播给公众，是自己的责任与荣幸。希望未来自己有更多机会参与提高全民健康意识，提升健康素养，倡导健康生活，助力“健康中国”建设的行动，贡献应尽的绵薄之力。